GEFÄSS ERKRANKUNGEN

SO HILFT

KNEIPP

BEI

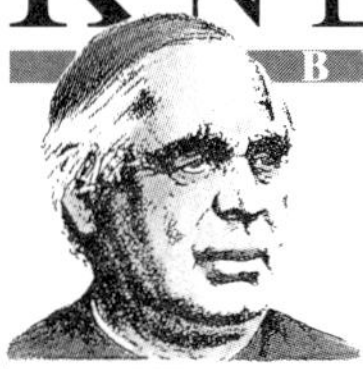

GEFÄSS ERKRANKUNGEN

Natürliche Therapie bei Arteriosklerose, Krampfadern und Durchblutungsstörungen

DIE SPRECHSTUNDE
Ratschläge für die Gesundheit

Herausgegeben von Lothar Burghardt
und Hans Hermann von Wimpffen

Verlag Orac

WIEN · MÜNCHEN · ZÜRICH

Wir danken der Kurdirektion des Kneippheilbades Bad Wörishofen und insbesondere Herrn Dr. Hermann Silberhorn, der die Graphiken angefertigt hat, für die freundliche Bereitstellung des Bildmaterials.

Dieses Buch entstand in Zusammenarbeit
mit der TR-Verlagsunion München

ISBN 3-7015-0226-9

Schutzumschlag und graphische Gestaltung: Fritz Gnan
Layout: Alfred Hoffmann
Lektorat: Dr. Wolfram Bayer
Satz und Film: Digitalsatz Robitschek, Wien
Druck und Bindearbeiten: Wiener Verlag, Himberg bei Wien

INHALTSVERZEICHNIS

VORWORT DER HERAUSGEBER*

„Um gesund zu bleiben, muß sich der Mensch bewegen, schwitzen und soll das Wasser in seiner mildesten Form gebrauchen."

Trefflich knapp beschreibt hier ein Mann vor über einhundert Jahren, was heute uneingeschränkt gilt. Sebastian Kneipp, der große Naturheilkundige, der volkstümliche Pfarrer und Sozialreformer, der von 1821 bis 1897 im bayerischen Allgäu lebte und ab 1855 im damals kleinen Bauerndorf Wörishofen seine Therapie und Kur entwickelte, die damals wie heute Weltruf genießt.

Was Kneipp von anderen „Naturheilern" unterscheidet, ist die Bescheidenheit, ist die Einsicht, als Nicht-Arzt seine Grenzen zu kennen. Kneipp rief stets die Ärzte auf, sich seiner Ideen anzunehmen. Und sie kamen, er konnte sie für seine Sicht der Medizin interessieren und für seine Behandlungsmethoden begeistern. Er sicherte damit die wissenschaftliche Fundierung seines neuen Behandlungskonzeptes.

Damals war der Priesterarzt lange Zeit umstritten. Man muß bedenken, daß etwa gleichzeitig die Medizin einen ihrer bahnbrechenden Fortschritte feierte: Rudolf Virchow hatte die Zelle entdeckt! Alles konzentrierte sich auf dieses vermeintlich kleinste Teilchen unseres Organismus. Anhänger Virchows gingen sogar so weit, daß sie etwas wie die „Seele" verleugneten, weil sie dieselbe in der Zelle nicht finden konnten. Damals nahm unsere heutige, von apparativen Meisterleistungen, pharmakologischen Erfolgen, aber auch von Entgleisungen geprägte und immer weiter ins Spezialistentum vordringende „Schulmedizin" ihren Anfang.

Apparative wie auch pharmakologische Medizin sind in vielen Fällen an ihre Grenzen gestoßen, an Grenzen der Humanität, der Ethik, der Wirtschaftlichkeit, der Verantwortbarkeit: Laufend werden Medikamente von Gesundheitsbehörden in aller Welt aus dem Verkehr gezogen, weil die Nebenwirkungen nicht zu vertreten sind!

Wenn wir heute darauf so reagieren, daß wir nach Alternativen zu dieser oft zu technischen, manchmal gar entmenschlichten „Heilkunst" suchen, dann reagieren wir eigentlich ganz normal: Die in diesem Jahrhundert rasant be-

---

* Jeder Band der Reihe „So hilft Kneipp bei..." beginnt mit einer kurzen Biographie Kneipps und einer allgemeinen Beschreibung seiner Therapiemethoden. Wir haben uns entschlossen, diese Kapitel in jedem Band zu wiederholen, um dem Leser die Möglichkeit zu geben, jeden Band einzeln zu erwerben. Denn: wenn auch jeweils nur ein bestimmtes Gesundheitsproblem behandelt wird — das Leben Kneipps und die Grundprinzipien der Kneipptherapie sind für das Verständnis und die speziellen praktischen Anwendungen unverzichtbar.

schleunigte Entwicklung der Medizin hat nämlich die alte Heilkunst, die Behandlung mit den unendlich vielen Schätzen unserer Natur, allzusehr in den Hintergrund gedrängt. Heute fordern wir zurecht ein Comeback, eine Renaissance der Naturheilkunde, und sie ist in vollem Gange!
Sebastian Kneipps Lehre vom „naturgemäßen Leben und Heilen" steht nicht alleine da. Schon vor 2000 Jahren legten die Ärzte-Väter Hippokrates und Aristoteles den Grundstein dazu, ähnliche Hochkulturen der Naturmedizin kennen wir aus Asien, etwa aus China oder Persien. Kneipp hat also keineswegs die Naturheilkunde erfunden, auch nicht die Hydrotherapie, die Wasserheilkunst, die aus seinen Behandlungsweisen herausragt. Sebastian Kneipps Verdienst ist es aber, die wirksamsten Methoden der abendländischen Naturheilkunde unermüdlich erprobt, kritisch gesichtet, verfeinert und zu einem ganzheitlichen Programm ausgebaut zu haben. Sein Behandlungsplan setzte sich — und das ist auch heute vorbildlich — aus fünf Wirkprinzipien zusammen:

- Hydrotherapie (Wasserheilkunde)
- Phytotherapie (Pflanzenheilkunde)
- Ernährungstherapie
- Bewegungstherapie
- Ordnungstherapie (das Leib-Seele-Wechselspiel)

Heute sind Sebastian Kneipps Erkenntnisse, die er in Jahrzehnten erfolgreicher Kurpraxis erarbeitet und niedergeschrieben hat, von der medizinischen Wissenschaft umfassend untersucht und bestätigt worden. Mehr und mehr verschwindet auch die unnötige Trennung von „Schulmedizin" und „Naturheilkunde". Sie weicht der Erkenntnis, daß nur eine Medizin richtig sein kann, nämlich jene, die hilft und die einer naturwissenschaftlichen Prüfung standhält.
Die Kneippbehandlung ist das zentrale und am weitesten ausgereifte Programm moderner Naturheilverfahren, es ist in sich geschlossen und zeitlos gültig. Und somit bietet es uns auch hervorragende Möglichkeiten, die meisten Formen von Durchblutungsstörungen wirksam zu behandeln, sei es mit der klassischen Kneipptherapie allein, oder in Verbindung mit einer notwendigen medikamentösen Behandlung und nach operativen Eingriffen.
Das besondere Anliegen der Autoren und Herausgeber dieses Buches und der dazugehörigen Reihe ist es, die volle Wirkungsbreite, die Vielseitigkeit der Kneipptherapie darzustellen. Und das sowohl für den Noch-Gesunden, der vorbeugen möchte, als auch für den Angeschlagenen, der sich umstellen will, für den chronisch Kranken, der dauerhafte Therapie braucht, wie für den nach Krankheit oder Unfall wieder Genesenden. Dabei ist es oberstes Prinzip, trotz wissenschaftlicher Genauigkeit für jedermann verständlich zu sein.

Lothar Burghardt *Hans Hermann von Wimpffen*

Sebastian Kneipp — Leben und Werk

SEBASTIAN KNEIPP – DER VATER DER MODERNEN GANZHEITSMEDIZIN

Im Jahr 1889, gerade 68 Jahre alt geworden und auf dem Höhepunkt seiner weltweiten Berühmtheit, schrieb Sebastian Kneipp in seiner Autobiografie: „Nach dem Urteile zweier vorzüglicher Ärzte war ich im Jahr 1847 am Rande des Grabes, beide hielten mich für verloren; durch die Hilfe des Wassers allein lebe ich heute und bin munter und guter Dinge."
Wenn man Kneipps Lebensgeschichte verfolgt und diesem Schlüsselerlebnis einer zunächst „wundersamen" Heilung von tödlicher Krankheit auf den Grund geht, entdeckt man immer wieder aufs neue faszinierende Beispiele von Lebensmut, Problembewältigung und naturheilkundlicher Genialität.
Dabei war Sebastian Kneipp keineswegs ein Wunderkind und er erweckte auch nicht den Eindruck eines Genies. Aber gelehrt durch entbehrungsreiches Leben in der Jugend, von bodenständig-schwäbischer, ja geradezu dickköpfiger Willenskraft geprägt und mit der tief religiösen Liebe zur Schöpfung setzte er auf genial einfache Weise die Elemente heilender Kräfte aus der Natur zusammen. Spricht man heute von Ganzheitsmedizin oder „psychosomatischer Medizin", so kann Kneipp als „Vater" dieses Gedankens und praktischer Vorläufer dieser neuzeitlichen Therapieansätze gelten. Wie kam es dazu, daß dieser Mann, der ja nur eines wollte, nämlich Priester werden, so bahnbrechend für die moderne Naturheilkunde geworden ist?

DIE WAGEMUTIGE SELBSTTHERAPIE MIT WASSER

Sebastian Kneipp kam in einem der schönsten Fleckchen Erde zur Welt: am 17. Mai 1821, einem Sonntag, in Stefansried im bayerischen Allgäu. Ein armseliger Weiler zwar, aber man konnte die nahegelegene gewaltige Basilika der Benediktinerabtei Ottobeuren sehen und hören, heute wie damals ein geistig-religiöses Zentrum Europas. Der kleine „Weberbaschtl" wurde zwar in dieser prunkvollen Basilika getauft, ansonsten aber war sein Los wie das der Eltern trostlos; Anfang des letzten Jahrhunderts ging es der Bevölkerung in diesem damals „strukturschwachen" Gebiet leider allgemein schlecht: Die heute dominierende Milchwirtschaft war noch nicht „erfunden", man lebte vornehmlich von Flachsanbau. Kneipps Eltern, dürfti-

ge Webersleute, gehörten zu den ärmsten, deren einziger Reichtum ein einfaches „Häusle“ und natürlich viele Kinder waren.
Aber zwei Dinge bekam Kneipp schon in die Wiege gelegt: Erstens lernte auch er, wie man in der Einfachheit die Ordnung der Dinge finden kann, und zum zweiten war seine Mutter ein erfahrenes „Kräuterweible“, das den Schatz der Heilkräuter kannte und einsetzte: Die einfachen Leute mußten sich auch in Gesundheitsfragen zunächst selbst helfen können.
So war Kneipp von klein auf mit der Natur, ihren Gesetzen und ihren Schätzen bestens vertraut. Aber dies sollte zunächst seinen Lebensweg weniger bestimmen.
Als der 12jährige Sebastian anno 1833 in die Sonntagsschule übertreten darf, ist es längst sein sehnlichster Wunsch, Priester zu werden. Die Eltern lehnen stets ab, das Auskommen reicht beileibe nicht für ein Studium. Außerdem brauchen sie den Sohn am Webstuhl: Schon als Kind verbringt Kneipp die meiste freie Zeit außerhalb der Schule im feuchtkalten elterlichen Webkeller. Hier wird auch seiner späteren schweren Erkrankung, der Lungenschwindsucht (TBC), der Boden bereitet.
Kneipp nimmt jede Chance wahr, auf eigene Faust das Studium finanzieren zu können: Er hilft aus auf Bauernhöfen als Knecht, er verdingt sich als Maurer und Hilfsarbeiter. Aber kaum hat er einen bescheidenen „Schatz“ zusammengespart, schlägt das Schicksal zum erstenmal hart zu: Ausgerechnet an seinem Geburtstag fallen 1842 seine Ersparnisse einem Brand zum Opfer, der auch das elterliche Haus vernichtet.
Kneipp will dennoch seinen Weg gehen. Ludwig Merkle, der Kaplan des Marktes Grönenbach bei Ottobeuren, nimmt den Jungen aus Stefansried auf und beginnt mit ihm den Lateinunterricht. Und Kneipp lernt und schuftet, um wieder neu für das Studium zusammenzusparen.
1844 kann er endlich den entscheidenden Schritt tun und als „Spätberufener“ mit 23 Jahren in das Gymnasium von Dillingen an der Donau eintreten. Er absolviert es in nur vier Jahren mit hohem Lob, aber der Preis, den er bezahlen muß, ist sehr hoch: Anstelle früherer harter, aber letztlich auch abhärtender Tätigkeit etwa auf dem Bau oder in der Landwirtschaft muß Kneipp nun unablässig lernen. Die enge Studierstube und die mangelnde Frischluft lassen sein schlummerndes Leiden, die Tuberkulose, voll zum Ausbruch kommen.
Man muß sich den Lebensmut des jungen Kneipp vorstellen: Die „Lungenschwindsucht“ galt damals als unheilbar, Penicillin oder andere Antibiotika waren noch nicht erfunden. Dennoch, obwohl alle Ärzte ihm keine Heilungschancen mehr geben — er spricht selbst von mehr als 200 verzweifelten Arztkonsultationen — beginnt Sebastian Kneipp 1848 an der Universität München das Studium der Philosophie. Er will Priester werden und er hofft.
Die Schwindsucht quält ihn in immer heftigeren Schüben, er bäumt sich gegen das Schwinden der Kräfte auf. Und hätte er nicht das kernige Naturell seines Allgäuer Schlages gehabt, hätte er sich vielleicht schon aufgegeben.

WASSER — EIN HEILMITTEL?

In der Bibliothek des Georgianums zu München, gleich gegenüber der angesehenen Universität, sucht Kneipp neben philosophischer und theologischer Literatur auch noch etwas anderes: Gibt es denn nichts, was helfen könnte, mit einer Krankheit wie der Schwindsucht fertig zu werden? Hat die Natur nichts parat, was auch in seiner Situation helfen könnte? Kneipp weiß ja schon: *Natura sanat, medicus curat* — „Die Natur heilt selbst, der Arzt verhilft ihr nur dazu".

Wie Schuppen fällt es ihm von den Augen, als er das Buch „Von der Kraft und Wirkung des Wassers in die Leiber der Menschen in gesunden und kranken Tagen" durchblättert, das zwei Generationen vor ihm der Stadtphysikus Dr. Johann Siegmund Hahn aus dem schlesischen Schweidnitz verfaßt und das ihm den Spitznamen „Wasserhahn" eingebracht hatte. Mittlerweile war aber dieses „Wasserkur-Lehrbuch" von einem berühmten Mediziner, dem Ansbacher Professor Dr. Oertel, überarbeitet und neu herausgegeben worden. Kneipp fand seinen Zustand in dem Buch so genau beschrieben, daß er sofort beschloß, sein Geschick einmal mehr in die eigene Hand zu nehmen.

Was auf den ersten Blick heroisch, ja unerhört riskant aussieht, ergreift Kneipp „als letzten Strohhalm". Im kalten November des Jahres 1848 startet er in der Donau seines Studienortes Dillingen eine „Kalt-Wasser-Therapie", dies aber nach Hahns Vorschrift und durchaus mit System: Er läuft warm angezogen die zwei, drei Kilometer vom Priesterseminar ans Flußufer, so daß er richtig schwitzt. Dann zieht er sich schnell aus und taucht kurz bis zum Hals in die eiskalten Fluten. Ohne sich abzutrocknen, springt er schnell in seine wollene, warme Kleidung und rennt

Sprechstunde Sebastian Kneipps anno 1880

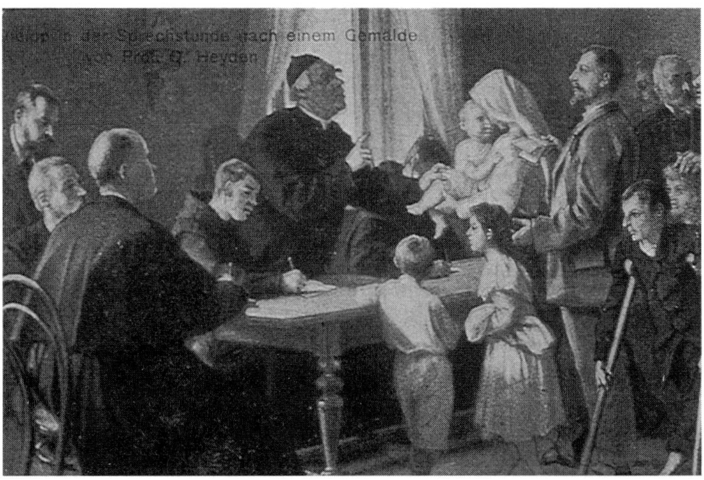

zurück zu seiner Stube, wo er sich sofort ins Bett legt und ausruht.
In Kneipps Schriften kann man immer wieder lesen, daß er wohl zunächst selbst skeptisch war, aber der von Hahn und Oertel vorgezeichnete Weg schien im schlüssig: Die Krankheit durch Stärkung der eigenen natürlichen Abwehrkräfte niederringen! Er fühlt sich nach den ersten Tauchbädern etwas besser, das gibt ihm Hoffnung. Nach einigen Wochen harter Selbsttherapie fühlt er: Es geht aufwärts. Nach wenigen Monaten ist Kneipp gänzlich gesund, er hat den Schlüssel zur Heilkraft der Natur wiedergefunden!
Heute wissen wir nicht nur aufgrund des Autopsiebefundes des hochbetagt gestorbenen Priesterarztes, daß er tatsächlich von Lungenschwindsucht befallen gewesen war. Wir wissen auch, daß sein Organismus noch „Rückstellkräfte“ gehabt haben muß, die ein solches Aufbautraining mit Wasserreizen zuließen. Wir wissen zudem, daß Kneipp damit altes Wissen aus Jahrtausenden über die Bedeutung der Wasserreize auf den Organismus neu genützt hat. Und wir wissen heute, daß sich an diesem Naturgesetz *„Kaltes Wasser stärkt“* nichts geändert hat, wenngleich wir die Wasserheilkunst, die Hydrotherapie, viel feiner dosiert anwenden können. Das ist letztlich Kneipps Verdienst.
Sein weiterer Lebensweg ist eine Erfolgsgeschichte: 1852 wird er in Augsburg zum Priester geweiht, 1855 übernimmt er im Auftrag des Bischofs die Stelle eines geistlichen Leiters des Dominikanerinnen-Klosters zu Wörishofen, auch um dort eine Klosterschule pädagogisch zu betreuen und die Klosterwirtschaft nach den Verlusten der Säkularisation wieder aufzubauen. Kneipp löst alle diese vielfältigen Aufgaben mit unerschöpflicher Energie und großem Talent. Doch die „Therapie“ läßt ihn nicht mehr los. Er fühlt sich verpflichtet, auch Studienkollegen und später priesterlichen Mitbrüdern nach der „neuen“ Methode zu helfen. Die Erfolge führen dazu, daß sich sein heilendes Tun herumspricht. Auch nach Wörishofen folgen ihm Heilungssuchende, er vermag sie nicht abzuweisen. Als er 1881 die Pfarrstelle in dem schwäbischen Dorf antritt, ist er im Ort schon geachtet und ob seiner Vielseitigkeit stets gefragt. Nur mit den Kranken ist es so eine Sache: Immer mehr kommen, das Kloster kann sie nicht mehr alle aufnehmen. Gedrängt vom Abt des Klosters Beuron schreibt Kneipp seine hydrotherapeutischen Erkenntnisse nieder, 1886 erscheint sein erstes Werk „Meine Wasserkur“, in erster Linie, wie Kneipp im Vorspann bemerkt, um die Menschen zur Selbsthilfe anzuleiten, damit nicht so viele kämen. Das Buch wird ein Bestseller, die ganze Welt liest es, es wird in 17 Sprachen übersetzt, und jetzt kommen noch mehr Hilfesuchende zu ihm. Kneipp errichtet nun die ersten „Kurhäuser“, Sebastianeum, Kinderheilstätte und Kneippianum — heute moderne und angesehene Kurkliniken. Das Bauerndorf wandelt sich zum Kurort und ist in weniger als zehn Jahren, bis Kneipp 1897 stirbt, ebenso weltbekannt wie sein genialer Pfarrer. Daß Kneipp und seine von ihm in Jahrzehnten in Selbstversuchen und konsequenter Forschung entwickelte Kur nicht in Vergessenheit gerieten, hat er selbst eindrucks-

voll in die Wege geleitet: Trotz aller Erfolge bescheiden und demütig, rief er immer wieder die Ärzte, die „Schulmediziner" auf, sich seiner Methoden anzunehmen. Mehr und mehr Ärzte kamen, Dr. Kleinschrod, Dr. Bergmann, Dr. Baumgarten — letzterer zeichnet für den Beginn der wissenschaftlichen Systematisierung der Kneipptherapie und damit für ihr schulmedizinische Absicherung verantwortlich.

DIE WISSENSCHAFTLICHEN GRUNDLAGEN DER KNEIPP-THERAPIE

Der theoretische Grundsatz von Kneipp ist bereits klar: Der Natur durch Reize die Chance und den Auftrag geben, das gestörte Gleichgewicht zwischen Gesundheit und Krankheit wieder einzurenken. Aber das hatten schon viele vor Kneipp versucht, zumal mit Wasser: Manche entwickelten regelrechte „Roßkuren", indem sie die Patienten unter Wasserschwallduschen stellten.
Sebastian Kneipp tat das Gegenteil: Er versuchte in immer neuen Schritten, die Hydrotherapie zu verfeinern und sie für Menschen unterschiedlichen Alters, verschiedener Gesundheitsstörungen und unterschiedlicher Konstitution nutzbar zu machen.
Aus heutiger Betrachtung lassen sich fünf Hauptgründe dafür darstellen, daß Kneipp — trotz der Anfeindungen der mit Recht skeptischen Universitätsmediziner — so großen Erfolg hatte und daß sein Therapiekonzept heute als moderner denn je angesehen wird:

1. DAS PRINZIP DER URSACHENBEKÄMPFUNG

Kneipp war es gewohnt, den Sachen auf den Grund zu gehen. Als Seelsorger konnte er zuhören, die Menschen in allen Dimensionen ihres Wesens, ihrer Sorgen, ihrer Gewohnheiten kennenlernen. Für ihn war eine Funktionsstörung oder Krankheit nicht Schicksal, es mußte dafür eine Ursache geben. Während die offizielle Medizin sich bereits immer mehr zum Spezialistentum hin entwickelte, was ebenfalls unbestreitbar große Fortschritte brachte, hielt Kneipp am Prinzip der Ursachenfindung und -bekämpfung fest. Er betrieb „kausale Therapie" und gab sich nie mit dem Kurieren von Symptomen zufrieden.
Kneipps Diagnostik, aus großer Erfahrung und mit Augenmaß betrieben, wurde in dem Maße abgesichert, wie er Ärzte für seine Praxis gewann. Und dies ist ein zweiter Erfolgsbaustein:

2. DIE WISSENSCHAFTLICHE BEWERTUNG UND WEITERENTWICKLUNG

Bereits 1894, sechs Jahre, nachdem die ersten Ärzte sich für seine Methode interessiert hatten, konnte Sebastian Kneipp einen Ärztebund gründen. Damit bestand für die Kneipptherapie keine Gefahr mehr, als Außenseitermethode wieder verdrängt zu werden. Die Kneippärzte, damals noch Pioniere, heute mit der aufstrebenden Richtung „Naturheilverfahren" fest in der Medizinfortbildung integriert, haben in den vergangenen 100 Jahren dafür gesorgt, daß die Kneipptherapie in all ihren Wirkungsbereichen wissenschaftlich untersucht wurde. Heute befassen sich mehrere Forschungsstellen, teils als Tochtereinrichtungen von Universitätsinstituten, mit der weiteren Fundierung: Stets neue Meßmethoden erlauben die Beobachtung von Zusammenhängen, die damals undenkbar waren, von denen Kneipp aber überraschend viele richtig eingeschätzt hat.

3. DIE VERFEINERUNG ALTER HEILKUNST

Vor Kneipp war die Hydrotherapie meist zu brutal eingesetzt worden, wohl auch aus der damaligen „humoral-pathologischen" Sichtweise der Medizin: Man nahm nach Hippokrates — was übrigens nicht völlig abwegig ist — an, daß Gesundheit und Krankheit letztlich von den Säften (*humor* = Saft) und deren richtigem Verhältnis abhängig seien: Blut, Lymphe, Speichel und Magensaft, Galle, Bauchspeicheldrüsen- und Darmdrüsensaft. Folglich versuchte man alles, um zu „verdünnen", zu „entgiften", zu „entschlacken", „abzuführen", „abzuzapfen". Von diesen Extremen kam Kneipp sehr schnell zu einer Theorie, die heute als grundrichtig belegt ist: Der kleinstmögliche Reiz, der die gewünschte Wirkung erzielt, ist der beste. Kneipp schreibt selbst: *„Ich warne vor jedem zu starken und zu häufigen Anwenden des Wassers. Der sonstige Nutzen des Heilelementes kehrt sich in Schaden".*
Oder an anderer Stelle: *„Dreißig Jahre habe ich studiert und jede einzelne Anwendung an mir selbst probiert. Dreimal — ich gestehe es offen — sah ich mich veranlaßt, mein Wasserverfahren zu ändern, die Saiten abzuspannen, von der Strenge zu Milde, von großer Milde zu noch größerer herabzusteigen".*
Mit dieser Vorgabe hat Sebastian Kneipp die wissenschaftliche und systematisch dosierte Anwendung des Wassers auf unser größtes Organ, die Haut, eingeleitet. Hydrotherapie ist heute so verfeinert, daß ihre Anwendungsmöglichkeiten aufgrund der feinen Abstimmbarkeit eigentlich für jeden Menschen nutzbar sind, vom Schwerkranken bis zum lebensprallen Hypertoniker — immer vorausgesetzt, der Organismus kann auf die gesetzten Reize noch reagieren (siehe Gegenanzeigen!).

4. DIE HYDROTHERAPIE IST NICHT ALLES

Nun kam Kneipp auch sein von zu Hause erworbenes Interesse an den heilkräftigen Pflanzen zugute: *„Es gibt kaum zwei Pflanzen, die denselben Geruch haben, und wir können wohl annehmen, daß auch jede ihre besondere Wirkung haben muß.“* Wenn man ihn nicht „Wasserdoktor“ genannt hätte, wäre Kneipp wohl das Attribut „Kräuterpfarrer“ angedient worden: Er widmete sich inbrünstig der einschlägigen Literatur, probierte insbesondere im Bereich der Kräutertees und baute sich systematisch und ergänzend zur Hydrotherapie einen Heilpflanzen-Schatz auf. Aus der Partnerschaft mit seinem Apothekerfreund Leonhard Oberhäußer aus Würzburg erwuchs schließlich die wissenschaftliche Begründung der „Phytotherapie“, die heute ein viel beforschtes Feld der Pharmakologie ist. Auch in der Phytotherapie setzte Kneipp auf das richtige Prinzip: milde Wirkung, die einen dauerhaften Einsatz erlaubt, der frei von unerwünschten Nebenwirkungen ist.

Seinem Naturell als Mahner, Aufrüttler zu einer gesunderen Lebensführung entspricht es, daß er neben dem kunstgerechten Einsatz des Wassers und der Heilkräuter auch Bewegung und richtige Ernährung in seine Behandlungspläne einbaute. Kneipp sah ja an manch verweichlichten Zeitgenossen (oft aus den „höheren und höchsten Schichten“), daß Bewegungsmangel für viele Krankheiten mitverantwortlich war, und er schätzte die Bedeutung gesunder Ernährung so hoch ein, wie es uns erst heute wieder richtig zu Bewußtsein kommt. Drastisch, aber wie immer treffsicher, formuliert er: *„Wenn der Vater einer Krankheit oft unbekannt ist, die Mutter ist immer die Ernährung!“*

Kneipps Ernährungsratschläge kann man heute mit Genuß nachvollziehen — einfach, unverkünstelt, vollwertig und möglichst naturbelassen und frisch soll die Kost sein.

5. DIE EIGENTLICHE GANZHEITSTHERAPIE

Kneipp verlor nie seinen Hauptauftrag aus den Augen, den zu erfüllen er sich in der Jugend so gequält hatte: Als Priester war er zunächst der seelischen und sozialen Verfassung seiner Mitmenschen verpflichtet. In dieser Verantwortung sah er auch seine Heilmethode: *„Oft konnte ich den kranken Menschen erst helfen, nachdem ich Ordnung in ihre Seelen gebracht hatte“.* Kneipp kann mit Fug und Recht als der erste Therapeut der Neuzeit benannt werden, der Therapie als Ganzheitsaufgabe im Leib-Seele-Zusammenhang ansah und damit das entwickelte, was wir heute „Psychosomatik“ nennen. Das Ordnungsprinzip ist fundamentaler Bestandteil seiner Heilkunst; Ordnungstherapie ist die Klammer, die alle anderen Wirkprinzipien einbindet und in ihrer Wirksamkeit absichert.

KNEIPP-THERAPIE HEUTE

Kneipp-Therapie ist immer das Zusammenspiel aller fünf Wirkprinzipien: Hydro-, Phyto-, Ernährungs-, Bewegungs- und Ordnungstherapie. Dabei ist die moderne Kneipp-Physiotherapie (Heilmaßnahme über die Natur) nicht statisch, sie hat neue wissenschaftliche Erkenntnisse immer gewürdigt und ebensowenig den technischen Fortschritt mißachtet. Zu allen fünf Wirkprinzipien liegen heute zahlreiche wissenschaftliche Studien und Forschungsarbeiten vor, was nicht heißt, daß nicht in dem Maße weitergeforscht wird, wie der Mensch immer tiefer in die Zusammenhänge von Ursache und Wirkung eindringt und dazu immer neue Meßverfahren entwickelt.
Aus der umfangreichen wissenschaftlichen Kneipp-Literatur (siehe Anhang: Literaturhinweise) sollen hier einige interessante Details festgehalten werden.

HYDROTHERAPIE

Was beim ersten Hinsehen so einfach aussieht, entpuppt sich als das Wunderwerk der unserem Organismus innewohnenden Regulationsmöglichkeiten. Genaugenommen sind die über 130 verschiedenen Wasseranwendungen, also Waschungen, Wassertreten, Güsse, Bäder, Dämpfe und Wickel, ein Training für unsere Gefäße, das sie elastisch halten soll. Dazu muß man wissen, daß unsere Haut sowohl Kälte- als auch Wärmefühler besitzt, die wie Thermostaten wirken: Sie melden Temperaturänderungen „nach oben", an die autonomen Nervenzentren, von wo aus die Steuerungsvorgänge ablaufen, die die Körperinnentemperatur konstant halten. Wir alle wissen, daß dies lebensnotwendig ist: Temperaturen über 40° C oder unter 36° C sind für uns bereits lebensbedrohlich.

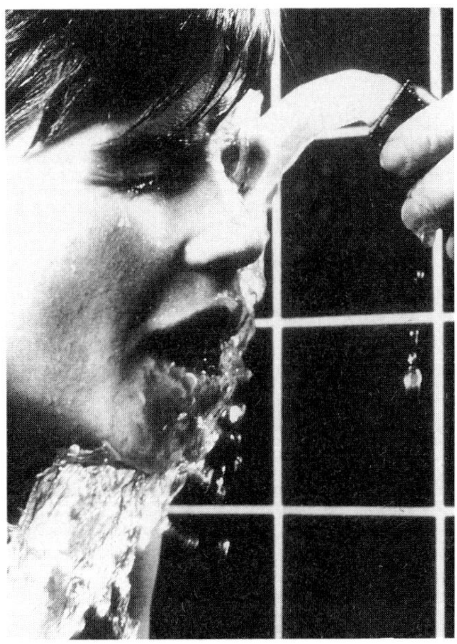

Gesichtsguß

Nun sind wir seit Urzeiten Kalt- und Warmreizen ausgesetzt, wobei wir uns in früheren Zeiten lediglich durch zusätzliche „Haut“ in Form von Kleidung vor Kälte schützen konnten. Heute aber leben wir „vollklimatisiert“, und die Anforderungen an unsere eigene und automatische Temperaturregulation sind immer geringer geworden. Damit fehlt unseren Gefäßen aber oft der nötige „Trainingsreiz“: Durchblutungsstörungen, Bluthochdruck, Arteriosklerose und viele Funktions- wie Organstörungen, aber auch erhöhte Infektanfälligkeit sind die Folgen.
Hier setzt die Kneippsche Hydrotherapie mit kalten, warmen oder wechselnd temperierten Wasserreizen an, wobei das Trainingsprinzip durch eine fein stufenförmig ansteigende Reizstärke ideal erreicht wird. Dabei hat selbst ein einfacher *Kneippscher Guß* eine dreifache Wirkung:

a. Zunächst wirkt er direkt auf die in der Haut liegenden (kapillaren) Gefäße: Bei kalt ziehen sie sich zusammen, bei warm dehnen sie sich aus, um wieder vermehrt Blut zuzuführen.

b. Zugleich hat jedes Hautsegment mit ihm korrespondierende innere Organe (*Headsche Zonen*), die über Nervenbahnen im Rückenmark „kurzgeschlossen“ sind. So führt ein Wasserreiz, der eine Mehrdurchblutung einer Hautpartie bewirkt, gleichzeitig auch zu einer Mehrdurchblutung und damit verbesserten Versorgung der zugehörigen inneren Organe.

c. Schließlich läuft noch ein komplizierter Reiz-Reaktions-Mechanismus über das Zentralnervensystem im Gehirn ab. Dies geschieht autonom, also selbständig, ohne Willensbeeinflussung, um, wie oben erwähnt, die Temperatur im Körperkern immer konstant zu halten. Eine einfache Versuchsanordnung mag dies verdeutlichen: Wird bei einer Testperson der rechte Unterarm in ein kaltes Armbad getaucht, verändert sich auch die Hauttemperatur am linken kleinen Finger, der nicht behandelt wird. Damit ist bewiesen, daß ein Kaltreiz durchaus den ganzen Organismus zu einer Reaktion veranlassen kann. Dies unterstreicht den hohen Wert der Hydrotherapie für eine ausgewogene Regulationslage unserer Blutgefäße und unseres Nervensystems.

PHYTOTHERAPIE

Der schier unerschöpfliche Schatz an heilkräftigen Pflanzen erlebt heute ein nie dagewesenes wissenschaftliches Interesse. Mit immer feineren Meßinstrumenten lassen sich immer neue Wirkstoffe entdecken, wobei heute schon eines klar ist: Der Wirkstoffkomplex einer Pflanze ist immer mehr als nur die Summe seiner einzelnen Bestandteile; es muß also in ihrer jeweiligen Kombination auch noch eine besondere Wirksamkeit liegen. Es bedürfte eines eigenen Buches, um die vielfältigen, milden, und ohne Nebenwirkungen hilfreichen Heilpflanzen darzustellen. Auf das Kreislaufsystem wirken folgende Pflanzen:
Brennessel hat eine quasi blutreini-

gende Wirkung, ebenso Holunder und Wacholder.
Mistel senkt den Blutdruck und bremst Arterienverkalkung.
Rosmarin ist kreislaufanregend.
Roßkastanie ist altbewährt bei Venenerkrankungen (Krampfadern).
Weißdorn wirkt leicht blutdrucksenkend, durchblutungsfördernd und ist als natürlicher Herzstärker hoch angesehen.

ERNÄHRUNGSTHERAPIE

Die neuzeitliche Ernährungsphysiologie bestätigt immer wieder die einfachen Regeln, die Kneipp für eine gesundheitsgerechte vollwertige Ernährung oder für eine entlastende Krankendiät aufgestellt hat. Ernährungstherapie ist schon deswegen immer Bestandteil einer Kneippkur, weil davon auszugehen ist, daß 80 Prozent aller Krankheiten ernährungsabhängig sind oder zumindest durch Fehl- oder Überernährung negativ beeinflußt wurden.
Kneipptherapie ist zunächst Allgemeintherapie. Das heißt, daß auch eingefahrene ungesunde Ernährungsgewohnheiten prinzipiell umgestellt werden. Dabei ist heute die Diätetik so kreativ, daß auch Reduktionskost oder gezielte Diät sowohl für das Auge als auch für Gaumen und Magen attraktiv sind.

BEWEGUNGSTHERAPIE

Auch zu diesem Thema sind schon viele Bücher geschrieben worden! Zunächst sollte man je nach Alter und Konstitution die gesundheitsfördernden — passiven und aktiven — Bewegungsmöglichkeiten (z. B.

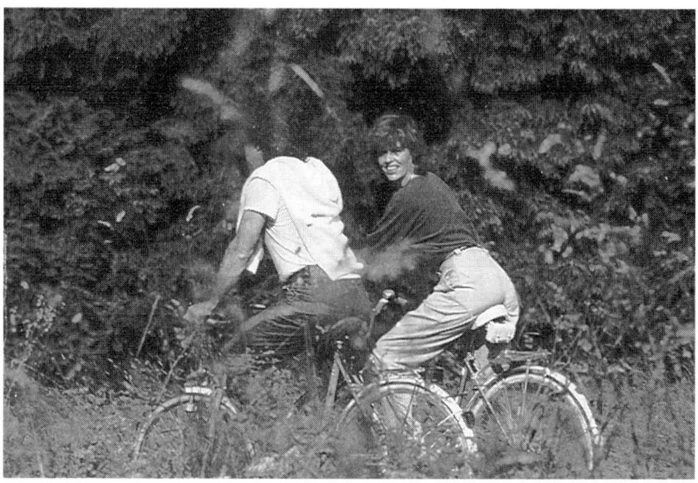

Sebastian Kneipp — nebenbei auch Gründungsmitglied des Wörishofener Radfahrvereins — erkannte schon früh die positiven Auswirkungen von Ausdauersportarten!

Sport) mit dem Arzt besprechen.
Körperliche Bewegung allgemein und im engeren Sinne Bewegungstherapie wirken ausgleichend auf das vegetative Nervensystem; insofern sind sie den sog. Beta-Rezeptorenblockern gleichzusetzen („Ventil für die Seele").
Eine normale Belastbarkeit des Herz-Kreislauf-Systems vorausgesetzt, sollte man einmal täglich an die Grenze seiner körperlichen Belastbarkeit kommen, also aktiv schwitzen. Dreimal pro Woche sollte man über eine Dauer von wenigstens 10 Minuten einen Großteil der Körpermuskulatur (mindestens ein Sechstel) so kräftig in Schwung bringen, daß die Pulsfrequenz „170 minus Lebensalter" erreicht. Diese Pulsfrequenz entspricht ungefähr dem körperlichem Zustand, wenn die Nasenatmung in Mundatmung übergeht.
Als allgemeine Bewegungstherapie eignen sich besonders Wandern, kräftiges Marschieren, Radfahren, Schwimmen und Skilanglauf. Jogging ist nur anzuraten, wenn man es regelmäßig betreibt, ausreichend federndes Schuhwerk besitzt, und wenn die dabei belasteten Gelenke (Fuß, Knie, Hüfte, Wirbelsäule) nicht vorgeschädigt sind.

ORDNUNGSTHERAPIE

In der heutigen leistungsorientierten Zeit ist vielen Menschen der biologisch-natürliche Rhythmus zwischen Schlaf und Wachsein, Anspannung und Entspannung, Leistung und Ausruhen verlorengegangen. Dieser naturgegebene Wechsel von Aktivität und Passivität unterliegt der Steuerung durch das vegetative Nervensystem. Aufgrund seiner geistigen Fähigkeiten kann der Mensch jedoch im Gegensatz zum Tier in diese Rhythmen ändernd und gestaltend

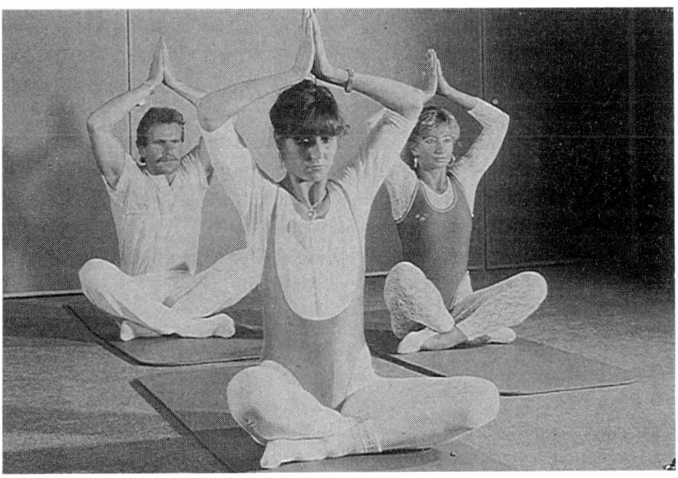

Autogenes Training (Yoga) verhilft im Rahmen der Kneippschen Ordnungstherapie zu innerer Stabilität und Ausgeglichenheit.

eingreifen. Dies geschieht im negativen Sinne beispielsweise durch Verlängerung des Tages in die Nacht hinein (künstliches Licht) sowie durch wachhaltende oder schlaf- und beruhigungsfördernde Drogen. Wird eine solche gegen den Biorhythmus gesteuerte Lebensweise länger beibehalten, ist meist ein schädlicher Einfluß unvermeidbar, der sich durch funktionelle Organstörungen bemerkbar macht (Herzrhythmusstörungen, Nervosität, Streß, Angst, Schlaflosigkeit, Depressionen, Leistungsabfall, Muskelverspannung, Kopfschmerz usw.).

Im Rahmen der Kneipp-Therapie wird durch zunächst kleine und sich dann individuell steigernde Reize das vegetative Nervensystem, das die unbewußten physiologischen Vorgänge regelt, trainiert und stabilisiert; dadurch wird der Körper zu einer positiven Gegenreaktion veranlaßt. Im geistig-seelischen Bereich, in dem die Steuerung dieser Verhaltensweisen abläuft, verlangt die Kneipp-Therapie das Setzen von Wertmaßstäben zu einer gesundheitsfördernden Lebensführung. Die neugewonnenen Orientierungspunkte für die eigene Gesundheit sind so gestaltet, daß sie für den Alltag übernommen werden können, also möglichst einfach und voller konkreter positiver Vorschläge.

In der Kneippschen Ordnungstherapie haben aber auch Themen wie Gesundheitsbildung und Psychohygiene einen wichtigen Platz. Durch sie werden die für eine gesunde Lebensführung notwendigen Zusammenhänge zwischen Körper, Geist und Seele wissensmäßig, aber auch motivational und vorbildhaft vermittelt. Als Hilfsmethoden für die Gewinnung neuer innerer Stabilität und Ausgeglichenheit werden im Rahmen der Ordnungstherapie moderne Methoden wie Autogenes Training, westlich orientierte Yoga-Formen oder auch andere Spielarten der Meditation eingesetzt. Das Autogene Training genießt als konzentrative Entspannungsmethode den Vorteil, daß es sich für Gesunde und Kranke gleichermaßen eignet.

Gerade bei dem ungemein vielfältigen Erscheinungsbild der Durchblutungsstörungen kann die Kneipptherapie mit all ihren fünf Wirkprinzipien zur Geltung kommen: Mit der Hydrotherapie nehmen wir direkt Einfluß auf die Gefäße unserer Haut, können aber auch den gesamten Kreislauf regulieren. Die Phytotherapie schenkt uns zahlreiche pflanzliche Arznei- und Heilmittel, die helfen, stark wirkende chemische Medikamente einzusparen. Die Bewegung gehört in jedem Fall zur Durchblutungsstörung, sie ist sogar vielfach die Hauptbehandlungsform. Und Ernährungstherapie sowie Ordnungstherapie sind höchst willkommene Unterstützungsmöglichkeiten zur Entlastung und Einpendelung gesunder Kreislaufbedingungen.

Blutkreislauf und Durchblutungsstörungen

WAS SIND EIGENTLICH „DURCHBLUTUNGS-STÖRUNGEN“?

Das ist schon eine merkwürdige Geschichte, die sich bei der Familie Bein zugetragen hat. Daß verschiedene Familienmitglieder vom zehnjährigen Enkel bis zum fünfundsechzigjährigen Großvater zum Arzt mußten, war an sich weniger erstaunlich. Als sie aber, nach Hause zurückgekehrt, auf die Frage: „Was hat er gesagt?“, alle die Diagnose „Durchblutungsstörungen“ nannten, herrschte große Verwunderung. War man das Opfer einer erblichen Familienkrankheit? Dabei waren doch alle mit sehr unterschiedlichen Beschwerden in die Sprechstunde ganz verschiedener Ärzte gegangen!

Der Jüngste war beim Kinderarzt, weil seine Finger nach dem Schwimmen im Freibad immer ganz weiß und blutleer aussahen. Das passierte ihm auch öfters im Winter beim Schlittenfahren. Seine älteste, fast schon erwachsene Schwester konnte ihre immer bläulich-rötlich verfärbten, kalten Hände nicht mehr ausstehen. Die Mutter der beiden war beim Hausarzt, weil sie seit dem letzten Sommer immer wieder ein Anschwellen des Unterschenkels beobachtete und nachts Wadenkrämpfe hatte. Der Vater schließlich war in letzter Zeit häufiger vom Schwindel geplagt. Und dem Großvater, der kürzlich nach einem langen Arbeitsleben am Schreibtisch einer wichtigen Behörde in den verdienten Ruhestand gegangen war, machte sein Hobby, längere Wanderungen zu unternehmen, überhaupt keine Freude mehr. Zwar hatte er schon seit Monaten nach ausgedehnteren Wegen über Muskelkater in den Beinen geklagt. Neuerdings mußte er aber immer wieder wegen heftiger Wadenschmerzen seine Spaziergänge unterbrechen. Und alle diese Leute mit unterschiedlichen Jahren „auf dem Buckel“ und unterschiedlichen Beschwerden sollten die gleiche Krankheit haben?

Da stimmt was nicht, waren sich alle einig.

Da kann etwas nicht stimmen, müssen wir beipflichten. Nur was? Am einfachsten wäre es, in dem einen oder anderen Fall eine Fehldiagnose anzunehmen. Auch Ärzte können sich bekanntlich irren, auch wenn sie es nicht sollten ...

Setzen wir jedoch anständigerweise voraus, daß keine Fehldiagnosen vorliegen. Worauf beruht dann die Verwirrung? Es gibt nur eine Erklärung: Durchblutungsstörung ist nicht gleich Durchblutungsstörung! Mit anderen Worten, der Begriff ist zu ungenau. Das hat er übrigens mit einer anderen, und ebenso häufig verwendeten medizinischen Vokabel

gemeinsam, dem Wort „Rheuma". Unter Rheuma fallen Muskelverspannungen ebenso wie Abnützungserscheinungen der Gelenke, entzündliche Erkrankungen der Muskulatur und der Gelenke ebenso wie Wirbelsäulenbeschwerden oder die Gicht, die auf zuviel Harnsäure im Blut beruht.
Ähnlich verhält es sich mit den Durchblutungsstörungen. Kein Mensch kann im Zweifelsfall damit etwas anfangen, kein Arzt kann aufgrund dieser „Diagnose" eine Therapie durchführen. Beide Begriffe, „Rheuma" und „Durchblutungsstörungen", sind wie ein großer Sack, in den man vieles hineinsteckt, und doch nicht sieht, was drinnen ist.
Da die Ärzte jedem der Familie Bein eine andere Behandlung verordnet hatten, waren sich vom Enkel bis zum Großvater alle einig, daß die Sache an sich schon richtig sein könnte, daß man aber beim nächsten Mal genauer nachfragen sollte.

So müssen wir denn, wenn wir uns in den folgenden Kapiteln über Durchblutungsstörungen und deren Behandlung Klarheit verschaffen wollen, zunächst über den Bau und die Funktion des Systems nachdenken, das die Durchblutung ermöglicht. Denn vor die Therapie haben die Götter schon immer die Diagnose gestellt, auch wenn sich dies noch nicht bei allen „Heilkundigen" herumgesprochen hat.
Eine Diagnose stellt der Arzt, indem er aus den von seinen Patienten geschilderten Beschwerden unter Zuhilfenahme angemessener Untersuchungsmethoden auf die Ursache schließt, welche die Symptome der Störung hervorruft. Daß er als Grundlage dafür der bestmöglichen Kenntnisse über den Bau und die Funktion des menschlichen Körpers bedarf, ist eine Selbstverständlichkeit.
So ähnlich wollen wir uns jetzt gemeinsam in das Thema Durchblutungsstörungen einarbeiten, denn schließlich wollen wir wissen, was den Mitgliedern der Familie Bein fehlt und was man dagegen tun kann. Und es wird sich zeigen, daß dies in vielen Fällen am besten mit den Methoden der Behandlungsweise nach Sebastian Kneipp geschieht.
Durchblutung, Kreislauf, Zirkulation, was ist das eigentlich? Wozu ist Durchblutung nötig, welche Organe ermöglichen den Blutkreislauf, wie funktioniert die Sache? Diese Fragen müssen geklärt sein, bevor wir uns den Störungen und der Therapie zuwenden können.

Um es auf einen ganz kurzen Nenner zu bringen: Unter *Blutkreislauf* verstehen wir beim Menschen (wie auch bei höheren Tieren) die Strömung des Blutes, die innerhalb geschlossener Blutgefäßbahnen durch die Triebkraft des Herzens unterhalten wird, die den Körperzellen Sauerstoff, Nährstoffe und Hormone zuführt und auf dem Rückweg Kohlendioxyd sowie andere Stoffwechselprodukte (Abfälle) fortschafft. Hinzu kommt beim Menschen, wie überhaupt bei Warmblütlern, die Aufgabe, die Körpertemperatur konstant zu halten.
Damit ist zwar zunächst nur das Allernötigste definiert. Doch eins wird jetzt schon deutlich: Der Blutkreislauf ist kein Selbstzweck, er ist zwar notwendig zum Leben, aber nicht das „Leben" selbst. Und dies gilt

auch für die Organe des Blutkreislaufes, das Herz, die Blutgefäße und das Blut.
Das Herz-Kreislauf-System ist eine Infrastruktureinrichtung des Körpers, vergleichbar dem Wasserleitungssystem einer Stadt oder dem Verkehrssystem eines Staates. So wie das Wasserleitungssystem die Einwohner einer Stadt mit dem lebensnotwendigen Naß versorgt oder das Verkehrssystem eines Staates Handel und Wandel — also das Leben der Bürger — gewährleistet, so sorgt erst der Blutkreislauf für die Lebensfähigkeit jedes einzelnen Bestandteiles unseres Körpers. Denn mit ganz wenigen Ausnahmen können nur durchblutete Gewebe leben. Zu diesen Ausnahmen gehören die alleroberste Hautschicht, die Hautanhangsgebilde (Haare, Nägel) sowie die Hornhaut, die Linse und der Glaskörper des Auges.
Das Herz ist die Pumpe, die Blutgefäße sind die Leitbahnen, und das Blut und seine Bestandteile sind die Transportvehikel.
Das Herz „nur" eine Pumpe? Galt nicht in früheren Zeiten das Herz als Sitz von Freude und Leid, Liebe, Hoffnung und Sehnsucht, des Mutes, ja sogar als Hort der Seele? Ja, das Herz ist „nur" eine Pumpe, aber was für eine! Es dürfte uns schwerfallen, eine mechanisch arbeitende Apparatur — von Menschen geschaffen — zu finden, die 60—70, manchmal sogar 100 Jahre und mehr ohne Generalüberholung, ohne Austausch von Teilen, ununterbrochen bei Tag und bei Nacht, bei Regen und Schnee, bei Hitze und Kälte funktioniert. Dabei schlägt das Herz automatisch, wenn es sein muß ohne jede Steuerung, im allgemeinen aber unter dem Einfluß des Nervensystems, gesteuert durch das Gehirn, dem Sitz des Verstandes, aber auch der Emotionen und Affekte. Deshalb können wir weiterhin durchaus zu Recht davon sprechen, daß uns „vor Schreck das Herz stehenbleibt" oder „Trauer einem das Herz bricht" oder aber uns „das Herz vor Freude im Leib hüpft". Nur daß das Herz der Sitz der Seele, der Persönlichkeit, der Individualität eines Menschen sei, wird im Zeitalter der Herzverpflanzungen niemand mehr behaupten.
Die Seele braucht keinen Sitz in unserem Körper. Oder würde jemand aus der Redensart, daß ihm „vor Schreck das Herz in die Hose gerutscht" sei, den Schluß ziehen, daß der Darm der Sitz der Seele ist? Kein Grund zu lächeln! Immerhin vermuteten die alten griechischen Ärzte den Ort der Seele unterhalb des Zwerchfells.
Der Zusammenhang zwischen geistig-seelischer Befindlichkeit und der Tätigkeit innerer Organe, hier also des Herzens, ergibt sich aus der Zusammenarbeit von Gehirn-, Nervensystem und Organen. Daß Störungen dieser Funktionseinheit z. B. durch Beeinträchtigung der seelischen Befindlichkeit sogar organische Veränderungen, d. h. Erkrankungen, hervorrufen können, hat als einer der ersten bemerkenswerterweise Sebastian Kneipp erkannt, lange bevor etwa von „psychosomatischer Medizin" die Rede war.
Von solchen „psychosomatischen" Zusammenhängen wird noch eingehend zu berichten sein.

Kehren wir zu den Bestandteilen des Kreislaufsystems zurück: Herz, Blutgefäße und Blut. Als Kernfunktion fehlt uns jetzt noch die *Blutströmung,* ohne die das Ganze sinnlos wäre, so sinnlos wie der sogenannte „ruhende Verkehr“ in unseren Städten. Das Blut kann seine Aufgabe nicht erfüllen, wenn es stillsteht. Stillstand der Blutsäule bedeutet Untergang, Tod des Gewebes. Daß es ganz ähnlich mit dem ruhenden Verkehr in unseren Städten ist, dämmert inzwischen sogar den Verkehrsexperten und Stadtplanern.

Die Blutströmung entsteht, wir wissen es längst, durch die Triebkraft des Herzens, und sie läuft in den Blutgefäßen, in einem geschlossenen System. Geschlossenes System bedeutet, daß alle Flüssigkeit, die das Herz in die eine Richtung verläßt, irgendwann aus der anderen Richtung, wenn auch auf unterschiedlichen Wegen, wieder zum Herz zurückkehrt. Und zwar in genau der gleichen Menge.

DAS GESETZ VOM KONSTANTEN KREISLAUF

Das einfachste Modell für unser Kreislaufsystem wäre also eine Ringleitung, in der durch eine eingeschaltete Pumpe Flüssigkeit in eine Kreisbewegung versetzt wird.

Für die Pumpe muß die aus- und wiedereintretende Flüssigkeitsmenge immer konstant bleiben, ebenso der Druck an jeder Stelle des Systems und, solange der Querschnitt der Leitung überall gleich ist, auch die Strömungsgeschwindigkeit.

Zwar sind die Verhältnisse im wirklichen Leben so einfach nicht, aber

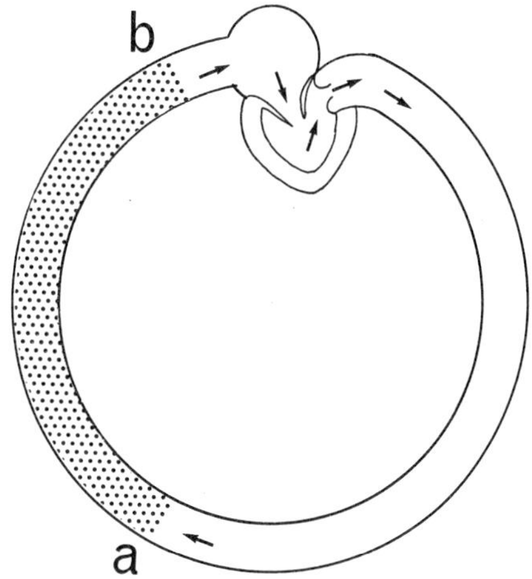

Das Gesetz von der Konstanz des Kreislaufs

dieses schlichte Modell hat den Vorteil, daß wir eine Grundgesetzlichkeit des Kreislaufs daran auf Anhieb verstehen könne: Das Gesetz von der Konstanz des Kreislaufs.

Dieses Gesetz gilt für den gesamten Kreislauf, wie auch für einzelne Teilkreisläufe, die wir später kennenlernen werden, wie auch für einzelne Abschnitte des Kreislaufes. An der Abbildung können wir ablesen, daß am Punkt a nie mehr — aber auch nicht weniger — Blut in ein Segment (a—b) der Ringleitung hineinströmen kann, als am Punkt b abfließt. An diese Tatsache sollten wir uns erinnern, wenn später von Durchblutungsstörungen und von Behandlungsmöglichkeiten die Rede sein wird.

Um dies aber zu tun, müssen wir zunächst noch den Bau und einiges von der normalen Funktionsweise des Herz-Kreislauf-Systems kennenlernen. Dabei müssen wir zunächst der Verlockung widerstehen, auf die vielfältigen Schutzmechanismen und Vorkehrungen einzugehen, die es dem Körper erlauben, manchmal jahre- und jahrzehntelang mit der Unvernunft seines Besitzers in erträglichem Frieden zu leben.

DER BAU DES BLUTKREISLAUFSYSTEMS

Das Blutkreislaufsystem des Menschen ist ein geschlossenes System mit einem zentralen Herzen. Das muskulöse Hohlorgan des Herzens besteht aus Vorkammer und Kammer und wirft bei jeder seiner rhythmisch-automatisch erfolgenden Zusammenziehungen *(Kontraktion* oder *Systole)* eine bestimmte Blutmenge *(Schlagvolumen)* in die Hauptschlagader *(Aorta)* aus. Aus der Aorta wird das Blut durch die Schlagadern *(Arterien)* zu den Organen geleitet. Dabei fächert sich das Arteriensystem vor und/oder in den Organen baumkronenähnlich auf. In den Organen spalten sich die kleinsten Arterien *(Arteriolen)* in haardünne Gefäße *(Kapillaren)* auf, die alle Zellen umspinnen. Diese sammeln sich wieder zunächst zu allerkleinsten Gefäßen *(Venolen)*, die schließlich baumwurzelartig zu größeren Blutadern *(Venen)* zusammengeführt werden, durch die das Blut wieder, zuletzt durch die Hohlvenen, zum Herzen zurückfließen kann.
Zwischen den kleinsten Arterien und Venen gibt es in allen Organen direkte Verbindungen *(arteriol-venöse Anastomosen)*, die das Kapillargebiet dazwischen von der Durchblutung ausschließen (kurzschließen) können.
Aus den Venen fließt das Blut zurück zum Herzen, aber nicht in die Herzkammer (bzw. den Vorhof), aus dem es herausgeflossen ist. Vielmehr ist in den Gesamtkreislauf der Atmungsapparat (Lunge) eingeschaltet, in den das von den Venen kommende Blut durch eine eigene Pumpe über eine eigene Lungenschlagader hineingepumpt wird. Hier wird das Blut mit Sauerstoff angereichert und fließt über die Lungenvenen zum linken Herzen zurück, von wo es wieder auf seinen oben geschilderten Weg geschickt wird.
Die Herzklappen zwischen Vorhof und Herzkammer sowie zwischen Herzkammer und Arterie bestimmen ventilartig die Strömungsrichtung des Blutes: Sie arbeiten wie Rückschlagventile.
Wir haben es also beim Menschen mit einem kleinen oder *Lungenkreislauf* zu tun, der vom rechten Herzen über die Lungenschlagader gespeist wird und das in der Lunge mit Sauerstoff angereicherte Blut über die Lungenvenen an den linken Vorhof zurückgibt, und mit einem großen oder *Körperkreislauf*, der von der vielfach muskelstärkeren linken Herzkammer über Aorta und Körperarterien mit arteriellem (sauerstoffreichem) Blut versorgt wird, das dann aus den Organen als venöses (sauerstoffarmes) Blut über die Venen und Hohlvenen zum rechten Herzen zurückkehrt.
Diese Grundstruktur des Herz-Kreislauf-Systems entspricht folgendem Bauplan: Unmittelbar hinter der Aortenklappe, die das Zurückströmen des Blutes in die linke Herz-

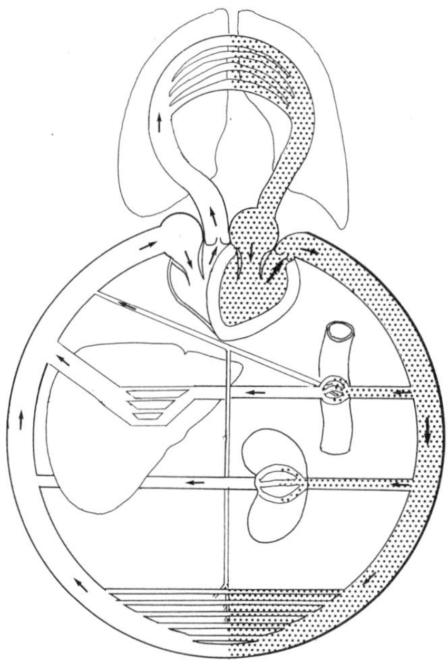

Schema des menschlichen Blutkreislaufs

kammer verhindert, entspringen aus der Aortenwurzel die Herzkranzgefäße für die Ernährung der Herzmuskulatur. Die Aorta verläuft zunächst kopfwärts und biegt dann um 180 Grad um, um auch die unteren Körperregionen zu erreichen. Aus dem konvexen Aortenbogen entspringen die Arterien zur Versorgung des Kopfes und der Arme. Die absteigende Aorta läuft an der Wirbelsäule entlang durch das Zwerchfell hindurch und teilt sich vor der Lendenwirbelsäule in ihre Endäste, die Beckenarterien, die der Versorgung der Beckenorgane und schlußendlich der Beine dienen.
Aus der Aorta entspringen auch die Arterien zur Versorgung der Speiseröhre und der Bronchien, paarige Arterien für die Zwischenrippenmuskeln, Nieren, Nebennieren und Keimdrüsen, unpaarige Arterien für den Magen-Darmkanal und die Leber.
Die obere Hohlvene leitet das verbrauchte Blut aus Kopf und Armen, die untere Hohlvene aus dem übrigen Körper zur rechten Herzvorkammer zurück.
Eine Besonderheit: Das aus dem Darm zurückfließende venöse und mit Nährstoffen aus den Darmzotten angereicherte Blut, das sich in der Pfortader sammelt, muß nach erneuter kapillarer Aufteilung die Leber passieren, bevor es sich in den Lebervenen wieder sammelt und in die untere Hohlvene mündet.
In allen unseren Organen tritt durch allerfeinste Spalten in den Kapillarwänden Gewebeflüssigkeit *(Lymphe)* aus, die über eigene Lymphgefäße in die Venen zurückgelangt.

FUNKTION DES BLUTKREISLAUFES

Die Strömung des Blutes wird also durch das Herz verursacht. Dabei muß dieses durch seine Arbeit ständig ein Druckgefälle von etwa 100 mm Quecksilbersäule (mm Hg) zwischen Aorta und den Hohlvenen aufrechterhalten. Die Muskulatur der Blutgefäße selbst dient „nur" zur Regulierung der Widerstände und der Verteilung des Blutes entsprechend den aktuellen Anforderungen. Das Herz arbeitet nach Art einer Druck- und Saugpumpe. Während sich die Kammern zusammenziehen (rechts und links gleichzeitig) und das Blut in die Aorta und die Lungenschlagadern pressen, erschlaffen und erweitern sich die Vorhöfe (Diastole) und saugen Blut aus den Venen an. Die folgende Kontraktion der Vorhöfe ist für die Füllung der Herzkammern während deren gleichzeitiger Erschlaffungsphase nicht wesentlich. die Herzvorhöfe sind an der eigentlichen Herzarbeit also fast unbeteiligt.

Die bei einer Systole von den Kammern geförderte Blutmenge (Schlagvolumen) schwankt sehr stark. Sie liegt zwischen etwa 50 ml in Ruhe und bis zu 200 ml bei schwerer Arbeit. Das so pro Minute ausgeworfene Blutvolumen *(Minutenvolumen)* liegt zwischen 3 bis 4 Litern unter Ruhebedingungen und 15 bis 30 Litern bei starker Muskelarbeit.

Die Schlagzahl des Herzens *(Frequenz)* ist zwar durch eine Automatik gewährleistet, wird aber durch die Herznerven unter Mitwirkung des Zentralnervensystems stark beeinflußt. Diese Nerven, die auch an der Steuerung anderer innerer Organe beteiligt sind, gehören zum sog. vegetativen oder autonomen Nervensystem, d. h., ihre Funktion ist nicht unserem Willen unterworfen. Die zwei Bestandteile des vegetativen Nervensystems beeinflussen z. B. die Herzfrequenz gegenläufig: Der Vagusnerv bremst und der Sympathikus beschleunigt. Auch die Herzkraft (Spannungsentwicklung), das Schlagvolumen, die Durchblutung der Herzkranzgefäße, der Stoffwechsel der Herzmuskulatur sowie die elektrische Erregungsleitung des Herzens werden durch diese beiden Nerven sinnvoll gesteuert. Die wichtigsten Anteile der Herzarbeit sind die Druck- oder Pumparbeit, mit der das jeweilige Schlagvolumen gegen den in den Arterien herrschenden Blutdruck ausgepreßt wird, und die Strömungsarbeit, die der dem ausgeworfenen Blut mitgegebenen Bewegungsenergie entspricht.

Die Strömungsgeschwindigkeit ist am größten in der Aorta (ca. 50 bis 70 Zentimeter pro Sekunde) und am geringsten in den Kapillaren (ca. 0,3 bis 0,5 mm/sec), um dann in den Venen bis auf 5 bis 15 cm/sec wieder anzusteigen.

Die Umlaufzeit des Blutes, das ist die Zeit, in der all unser Blut in der Gesamtmenge von etwa 5 Litern einmal rundgelaufen ist, ist von den Umständen abhängig. Der mittlere Blutumlauf benötigt bei einem Schlagvolumen von rund 70 ml etwa die Zeit, die für 70 Herzschläge benötigt wird, also etwa 1 Minute (70 Schläge à 70 ml = 4.900 ml = ca. 5 l).

Hinsichtlich Aufbau und Funktion der Blutgefäße ist noch etwas interessant: Die Aorta und ihre Hauptäste enthalten in ihren Wänden überwiegend elastische Fasern und weniger Muskulatur. Sie sind demnach ein dehnbares elastisches Rohr, das die rhythmischen Druckstöße des Herzens nach der Art eines Windkessels in eine mehr gleichförmige Strömung verwandeln kann. Ohne diesen Windkessel würde der vom Arzt üblicherweise am Arm gemessene Blutdruck während der Erschlaffungsphase der Herzkammer *(Diastole)* annähernd bis auf Null zurückgehen. In Wirklichkeit liegt der diastolische Blutdruck infolge der elastischen Eigenschaften der großen Arterien, wie wir alle wissen, etwa bei 60 bis 80 mm Hg.

Anders die mittleren und kleineren Arterien. Sie enthalten in ihrer Wand mehr Muskelfasern, sie können daher unter dem Einfluß äußerer Reize (z. B. Umgebungstemperatur), des inneren Milieus (z. B. Säuregehalt, Sauerstoffgehalt des Blutes), von Nerven (autonomes Nervensystem, s. o.) und auch von Hormonen in ihrer Weite erheblich verändert werden. Damit dosieren diese Gefäße die Blutzufuhr zu den Organen je nach dem wechselnden Bedarf in Ruhe oder bei Arbeit. Von besonderer Bedeutung sind die Muskelfasern im Bereich der kleinsten Arterien, da durch deren Weite der Widerstand, der dem heranströmenden Blut entgegentritt, wesentlich bestimmt wird. Dieser Gesamtwiderstand in den unendlich vielen kleinen Arteriolen ist ein wesentlich mitbestimmender Faktor für den Blutdruck.
In den Kapillaren findet der Austausch von Salzen, Nährstoffen, Blutgasen und Hormonen im Rahmen des Flüssigkeitsaustausches zwischen Blut und Gewebe der Umgebung statt. Die Venen haben die Aufgabe, das verbrauchte Blut wieder zum Herzen zurückzutransportieren. Da auch sie in ihrer Wand Muskulatur haben und damit in ihrem Querschnitt erheblich variabel sind, können sie auch die Aufgabe der Blutspeicherung übernehmen und je nach ihrer Weite die zirkulierende Blutmenge nach dem aktuellen Bedarf wesentlich verändern.

Ein paar dieser recht abstrakt klingenden Funktionen wollen wir uns doch näher auf ihre praktische Bedeutung hin ansehen. Etwa die Sache mit dem Windkessel. Eine Art Windkessel benutzt z. B. auch ein Dudelsackpfeifer. Um unabhängig von seinen zwangsläufig notwendigen Atemholpausen ununterbrochen spielen zu können, bläst er seine Atemluft nicht, wie bei einer Flöte, direkt in das Instrument, sondern in einen großen Sack, aus dem die Luft dann gleichmäßig in das Instrument entweichen kann. Die in seinem Dudelsack nicht vorhandenen elastischen Fasern ersetzt der Pfeifer durch den von seinem Arm ausgeübten Druck.
Wären die Aorta und die großen Arterien starre Rohre, würde ein nicht „abgefedertes“ Schlagvolumen von 70 ml in der Systole einen sehr hohen Blutdruck bewirken, während in der Diastole, in der ja kein Blut das Herz verläßt, keine Strömung und somit auch kein Blutdruck bestünde. Statt eines normalen Blutdrucks von etwa 120/80 mm Hg, würde der Blutdruck unter der Annahme eines konstanten arteriellen Mitteldrucks (systolischer plus diastolischer Blutdruck geteilt durch 2) etwa 200/0 mm Hg betragen müssen. Ein ständig so hoher Blutdruck wäre aber sehr schädlich für die Blutgefäße, wie wir später sehen werden.

BLUT IST IMMER AN DER ARBEITSFRONT

Die in den mittleren und kleineren Arterien enthaltene Muskulatur steuert die Blutverteilung nach Bedarf. Bedarf besteht immer da, wo gearbeitet wird. Damit ist nicht nur Muskelarbeit gemeint. Z. B. wird

auch bei der Verdauung Arbeit geleistet. „Voller Bauch studiert nicht gern", sagt ein Sprichwort. Und warum? Weil nach dem Essen die Verdauungsorgane vermehrt durchblutet werden, kann die entsprechende Blutmenge woanders, etwa im Gehirn, fehlen, zumal gerade für die Verdauung Unmengen Blut gebraucht werden. Aber die Verdauung ist zur Erhaltung des Lebens zu wichtig, als daß diese vorübergehende Beeinträchtigung der Leistungsfähigkeit nicht in Kauf genommen werden müßte. Im übrigen läßt sich dies, und zwar willentlich, durch die Aufnahme kleinerer Mahlzeiten ohne weiteres steuern.
Die Muskelkraft der Arteriolen bestimmt — wie wir sahen — den Gesamtwiderstand des Systems und damit wesentlich den Blutdruck. Ebenso wie die Herztätigkeit unterliegt jedoch diese Muskeltätigkeit dem Einfluß des autonomen Nervensystems. Dabei führt die Tätigkeit des Sympathikus, der, wie beschrieben, auch die Herzfrequenz beschleunigt, zu einer Verengung der Arteriolenquerschnitte, so daß ein höherer Blutdruck entsteht. Wenn wir uns das vor Augen halten, können wir ohne weiteres verstehen, weshalb ein hoher Blutdruck in einer Vielzahl der Fälle nicht einer eigentlichen Organerkrankung, sondern einer Fehlsteuerung entspricht, die aber auch zu Erkrankungen führen kann. Daß der Sympathikus immer unter erheblicher seelischer Anspannung, unter Streßbedingungen, wie man heute sagt, besonders aktiviert ist, macht klar, wieso Dauerstreß zu Krankheiten führen kann.

DIE TALSPERRE

Auch die Venen bieten in mancherlei Hinsicht Beispiele für den grandiosen Einfallsreichtum der Schöpfung. Wir sahen schon, daß der Bedarf an Blut nicht in allen Organen zu jeder Zeit gleich groß ist. Das gilt, wie wir am Beispiel des sehr variablen Herzminutenvolumens sahen, auch für den gesamten Organismus. Dabei kann ein Mehrbedarf an Blut beim plötzlichen Übergang von der Ruhe in Belastung schlagartig auftreten. Wäre dieser akute Mehrbedarf an Blut nur über eine Beschleunigung des Blutflusses zu befriedigen, müßte der Blutdruck dabei in unermeßliche Höhe ansteigen.
Wie hilft sich die Natur? Ganz einfach, indem sie sich während der Ruhepause einen Vorrat für den Bedarfsfall anlegt. Dieser Vorrat befindet sich in den Venen. Das Fassungsvermögen der Venen ist um einiges höher als das der Arterien (50% gegenüber 15% der Arterien). Wenn wir in dem folgenden Vergleich die Kapillaren aus Vereinfachungsgründen einmal weglassen, ergießt sich das Blut durch die Arterien wie durch einen Sturzbach in die Venen, die einem Stausee gleichen. Damit ein Stausee nicht überläuft, wenn er voll ist, fließt aus ihm ständig die gleiche Wassermenge hinaus, wie hinein. Auch im Stausee herrscht ständiger Fluß, wenn auch aufgrund seines Fassungsvermögens ein viel langsamerer als in den zuführenden Wasserfällen. Wenn im Bedarfsfall das Elektrizitätswerk am Fuß der Staumauer seine Stromproduktion vorübergehend erhöhen muß, läßt man einfach mehr Wasser aus dem

See herausfließen.
Genauso funktionieren die Venenspeicher. Während einer Ruhepause des Körpers sind sie weitgestellt, nehmen viel Blut auf, welches nur langsam durch sie hindurchfließt. Steigt nun der Blutbedarf infolge einer körperlichen Arbeit oder einer starken seelischen Belastung oder zur Verdauung an, ziehen sich die Muskelwände der Venen zusammen, ihr Fassungsvermögen wird kleiner, die Blutstromgeschwindigkeit in ihnen steigt an, mit dem Ergebnis, daß dem Gesamtorganismus mehr Blut schneller zur Verfügung steht.

DER THERMOSTAT

Eine ähnlich variable Durchblutung haben die schier unendlichen Venennetze, die dicht unter unserer Hautoberfläche verlaufen. Droht etwa durch eine starke Erhöhung der Außentemperatur die beim Menschen konstante Körpertemperatur anzusteigen, wird diesen Venengeflechten durch Erschlaffung der Muskulatur mehr Blut zugeführt, welches so seine Wärme an die Umgebung, also die Luft, abgeben kann. Ein Übriges tut dann erforderlichenfalls die durch die Schweißsekretion erzeugte Verdunstungskälte. Ist im anderen Falle eine Senkung der Körpertemperatur bei starker Kälte zu erwarten, wird die Durchblutung dieser Venen auf ein Minimum reduziert oder ganz eingestellt. So geht nicht unnötig Wärme verloren. Auch im Falle einer extremen Abkühlung versucht der Körper, durch starke Einschränkung der Durchblutung des Körperäußeren die Wärme des Körperkernes und damit der lebenswichtigen Organe zu erhalten.

Was wäre sonst noch Wundersames von unserem Herz-Kreislauf-System zu berichten, ohne zu sehr in die Einzelheiten zu gehen? Wußten Sie, daß unser Kreislaufsystem sich über eine Vielzahl von Sensoren, Fühlern, die ständig den Blutdruck, die Herzfrequenz, den Sauerstoffgehalt und den Säuregehalt des Blutes messen, selbst steuert, ohne sich der übergeordneten Regulation des Zentralnervensystems zu entziehen?
Erwähnenswert ist auch, daß die Blutversorgung eines Organes um so besser gesichert wird, je lebensnotwendiger es ist. Das Herz z. B. wird über zwei sehr eng vernetzte Kranzarterien versorgt, das Gehirn wiederum besitzt sogar vier zuführende Arterien, die zudem noch an der Schädelbasis, außerhalb des Organs, über eine Ringleitung miteinander verbunden sind, so daß der Verschluß einer Halsschlagader manchmal ohne Schlaganfall überstanden werden kann. Die Nieren sind ein anderes Beispiel. Zwar hat eine Niere nur eine versorgende große Arterie, die auch nicht mit anderen Gefäßen in Verbindung steht. Als Ausgleich für dieses Risiko ist aber die Niere doppelt vorhanden; von beiden reicht notfalls eine allein zum Leben aus. Im übrigen sind die Nieren die einzigen Organe, die ständig gleichmäßig durchblutet werden, ob Tag oder Nacht, ob Sommer oder Winter. Die Niere ist ein Organ, das keinen Schlaf kennt. Das zeigt den Stellenwert ihrer Entgiftungsfunktion an.

Damit soll es genug sein. Wir haben jetzt so viel vom Bau und der Funktion des menschlichen Kreislaufes erfahren, daß wir uns durchaus vorstellen können, daß es sehr viele unterschiedliche Möglichkeiten für Störungen in diesem System gibt.

Wichtig ist jedoch, von vornherein streng zu unterscheiden zwischen Störungen, die den Bauplan des Systems (der Arzt spricht von der Morphologie) betreffen und Störungen dessen, was sich innerhalb des Bauplanes abspielt, also der Funktion. Gerade weil dies für die Behandlung erhebliche Konsequenzen hat, müssen wir uns die Unterteilung in *morphologisch (organisch) bedingte* und *funktionelle* Durchblutungsstörungen stets vor Augen halten.

WELCHE DURCHBLUTUNGS-STÖRUNGEN GIBT ES?

Wenn es also darum geht, eine normale Durchblutung des Körpers aufrechtzuerhalten, sind das Herz, die Blutgefäße und das Blut selbst beteiligt. Demnach können Veränderungen aller drei Organe zu Durchblutungsstörungen führen.
Eine Schwächung der Herzleistung führt über Zirkulationsstörungen ebenso zu einer mangelnden Sauerstoffversorgung der Gewebe, wie dies ein Mangel an roten Blutkörperchen *(Anämie)* tun würde. Von beidem soll aber in diesem Zusammenhang nicht die Rede sein. Wir wollen uns vielmehr auf die Durchblutungsstörungen der Blutgefäße konzentrieren.
Wie wir sahen, hat ausgehend von dem großen Verteilersystem der Hauptschlagader jedes Organ seinen eigenen Teilkreislauf mit mindestens einer zuführenden Arterie, einem Kapillarnetz und einer oder mehreren Venen. Jeder dieser Teilkreisläufe kann nun in jedem seiner verschiedenen Bestandteile gestört werden. Die dadurch entstehenden Beschwerden sind je nach betroffenem Organ natürlich unterschiedlich.
Je lebenswichtiger ein Organ ist, desto katastrophaler wird sich seine Durchblutungsstörung auswirken. Dies ist besonders augenfällig beim Gehirn und beim Herzen. Durchblutungsstörungen in vollster Ausprägung können in kurzer Zeit als Schlaganfall oder als Herzinfarkt zum Tode führen. Wegen ihrer zentralen Bedeutung wird diesen Erkrankungen ein eigener Band dieser Schriftenreihe gewidmet.

Wir wollen uns im folgenden schwerpunktmäßig mit den Durchblutungsstörungen der Arme und Beine, unserer Extremitäten, befassen.
Dabei sind die Arme und Beine hinsichtlich ihrer Blutversorgung genauso wie alle anderen Organe ausgestattet: Es finden sich für Ober- und Unterarm sowie Ober- und Unterschenkel jeweils eine zuführende Arterie, ein Kapillarbett und mehrere, schließlich zu einem gemeinsamen Stamm zusammenfließende Venen. Wie alle anderen Organe haben die Extremitäten natürlich definierte Funktionen, Greiffunktion, bzw. Fortbewegungsfunktion, wofür größere Muskelmassen erforderlich sind. Die Blutversorgung sichert also in erster Linie den Energiebedarf der Muskulatur, in zweiter Linie wird die alles umhüllende Haut versorgt. Aber auch alle anderen Bestandteile einer Extremität, wie Knochen, Nerven, Sehnen, Bindegewebe, benötigen ein ausreichendes Sauerstoffangebot. Entsprechend dem Wechsel zwischen Ruhe und Aktivität gehören die Muskeln zu den Geweben mit deutlich wechselnder Durchblutung, fast so ausgeprägt wie dies

beim Herzen, dem Gehirn und den Verdauungsorganen der Fall ist.
Wenn wir uns im folgenden schwerpunktmäßig mit den Beinen befassen, dann deshalb, weil die Beine sehr viel häufiger von Durchblutungsstörungen betroffen sind als die Arme, etwa im Verhältnis von 9 zu 1. Falls dies für einzelne Erkrankungen einmal nicht gilt, wird dies besonders vermerkt.
Wir gehen dabei nach folgender Einteilung vor:

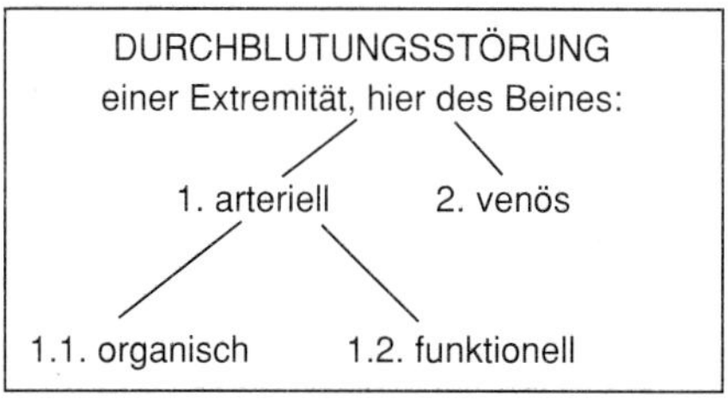

Arten von Durchblutungsstörungen

Oder, um es konkreter zu sagen: Zunächst wird von Durchblutungsstörungen der Arterien, die mit Arteriosklerose, den sog. Verkalkungen, zu tun haben (1.1.), anschließend von den funktionellen Durchblutungsstörungen (1.2.) und abschließend von den Venen, Krampfadern, Venenentzündungen und Thrombosen (2.) die Rede sein.

Organische Durchblutungs-störungen der Arterien

WAS IST EINE ARTERIOSKLEROSE?

Wenn wir mit unseren Patienten in Gesprächsgruppen über arterielle Durchblutungsstörungen reden, fällt immer sehr schnell das Stichwort *Arteriosklerose.* Werden die Teilnehmer aufgefordert, zu erzählen, was sie darüber wissen, stellt sich heraus, daß die meisten einige, aber oft ungenaue Kenntnisse haben.

Die Schätzungen, wann denn nun eine Arteriosklerose im Laufe des Lebens beginnen kann, liegen jedoch fast immer weit daneben. Am häufigsten wird die Lebensphase zwischen dem 40. und dem 60. Lebensjahr angegeben.

Entsprechend groß sind daher immer das Erstaunen und die Skepsis, wenn man feststellt, daß eigentlich bei jedem Menschen ab dem 18.—20. Lebensjahr Veränderungen beginnen, die später in eine Arteriosklerose münden können.

Man kann sich dies vielleicht auf folgende Weise vorstellen: Solange der Mensch wächst, altert er nicht. Ist er aber ausgewachsen, beginnt — zunächst unmerklich — das Altern. Daraus den Schluß zu ziehen, daß wir zum Zeitpunkt unseres Ausgewachsenseins den biologischen Höhepunkt erreicht hätten, ist durchaus nicht abwegig.

Nehmen wir als Beispiel die Reproduktionsfähigkeit, die Fähigkeit, Nachwuchs, Kinder in die Welt zu setzen.

Schon manches Paar, das den Kinderwunsch zunächst auf die lange Bank — hinter Urlaubsreisen, Auto, Haus oder auch den Wunsch nach Selbstverwirklichung — geschoben hat, wartete später auf den erhofften Segen vergeblich.

Die Tatsache, daß Sportler selten zum Zeitpunkt des angenommenen biologischen Höhepunktes ihre Höchstleistung erreichen, widerspricht dem nicht. Denn zur Höchstleistung sind neben den physiologischen Voraussetzungen auch Übung und viel Erfahrung erforderlich. Und das braucht Zeit. Nehmen wir aber zum Beispiel das Frauenkunstturnen, das man besser als Kleinkinderdressur bezeichnen würde, dann bestätigt sich hier, daß mit beginnender Alterung der Sehnen, Bänder, Gelenkkapseln, also mit schwindender Elastizität, Höchstleistungen nicht mehr möglich sind.

Wenn ältere Leistungssportler sich verletzen, brauchen sie in der Regel viel länger als jüngere, um wieder fit zu werden. Auch dies kann als Ausdruck des begonnenen Alterungsprozesses der Gewebe gelten.

Es führt kein Weg daran vorbei: Mit dem Erwachsenwerden beginnt das Altern, unmerklich zwar, aber ohne Übergang.

Daß dabei jedes Organ oder jeder Körperbestandteil auf seine spezielle Art altert, kann nicht überraschen.

Der Weg des Lebens: Es geht einmal bergauf, und dann für immer bergab. Aber wie schnell?

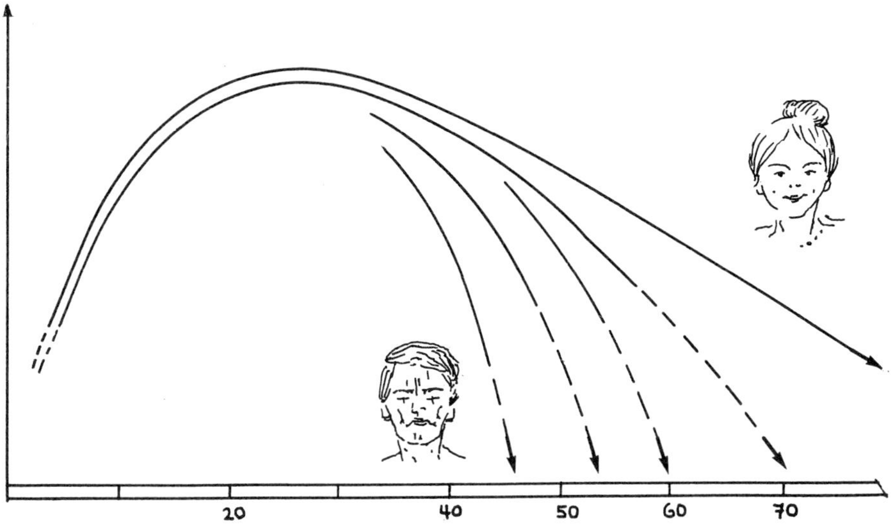

Die Haare werden grau, die Gelenke werden unbeweglicher, die Haut wird runzlig und faltig, übrigens um so schneller und stärker, je intensiver sie im Laufe der Jahre starker Sonneneinstrahlung ausgesetzt wird.
Die Lunge, als Beispiel eines inneren Organs, verliert im Laufe der Zeit zahlreiche ihrer unendlich vielen Wändchen zwischen den einzelnen Lungenbläschen. Die Gasaustauschfläche wird kleiner. Als Folge müssen wir auch bei geringeren Anstrengungen vermehrt schnaufen. Schlimmstenfalls kann auch ein lebensgefährlicher Sauerstoffmangel am Ende der Entwicklung stehen. Übrigens kann auch die Entwicklung einer Lungenüberblähung — wie bei der Haut — durch äußere Einflüsse beschleunigt werden. Durch gehäufte Erkältungskrankheiten oder eine chronische Raucherbronchitis etwa.
Könnten wir bei der Haut noch sagen, daß sei uns egal, oder wem's nicht egal sei, der könne ja die Kassen der Schönheitssalons oder gar der kosmetischen Chirurgen klingeln lassen, so lehrt uns das Beispiel der Lunge etwas ganz Entscheidendes: Mit der altersbedingten Änderung der Struktur eines Organs geht eine Verschlechterung seiner Funktion Hand in Hand.
Was hat das mit der Arteriosklerose zu tun? Ganz einfach: Auch die Schlagadern altern. Der Alterungsprozeß ist normal und hat mit der Krankheit Arteriosklerose nur bedingt zu tun. Der bedeutendste Unterschied ist, daß dem Alterungsprozeß alle Arterien unterworfen sind, während die Arteriosklerose eine herdförmige Veränderung darstellt. Und doch finden wir bei der Arterienalterung Vorgänge, die der Entstehung einer Arteriosklerose ähneln. Aus dieser Verwandtschaft zu schließen, daß die Entstehung einer arteriosklerotischen Erkrankung ein

unentrinnbares Schicksal darstelle, ist unberechtigt. Wir werden darauf gleich zurückkommen.
Wenn ein Mensch einen plötzlichen Abbau seiner geistigen und körperlichen Kräfte zeigt, sagen wir etwas abschätzig, er sei „verkalkt“. Tatsächlich kann es vorwiegend in den mittleren Wandschichten der Arterien zur Anreicherung von aus dem Blut stammenden Kalksalzen kommen, die zu spangenförmigen oder röhrenförmigen Verkalkungen der Mittelschicht führt. Diese Veränderung verursacht aber allein keine Durchblutungsnot. Arteriosklerose und Verkalkung gleichzusetzen ist also falsch.
Eine Arteriosklerose ist definiert als eine Veränderung, bei der gleichzeitig ein Elastizitätsverlust und eine Verhärtung (*skleros* = griech.: hart) der Wand sowie eine Einengung der Gefäßlichtung auftreten.
Die Zerstörung elastischer Elemente führt zu einer Erschlaffung der Arterienwand. Es kommt zu einer Anreicherung von Schlackenstoffen und zur Auflösung von Muskelfasern. Folge ist eine zunehmende Wandstarre. Die ersten beiden Kriterien der Arteriosklerose sind durch diese strukturellen Änderungen in der mittleren Gefäßwandschicht erfüllt. Werden auch die inneren Gefäßschichten zerstört und umgebaut, schließt sich das dritte grundlegende Kriterium an, die Lichtungseinschränkung: Das Gefäß ist nicht nur hart und starr, es läßt auch weniger Blut hindurch.
Was wir am Beispiel der Lunge gesehen haben, gilt auch für die Schlagadern: Werden die normalen Strukturen angegriffen und zerstört, muß dies die normale Funktion beeinträchtigen. Der normale Bluttransport ist nicht mehr gewährleistet.

WER BEKOMMT EINE ARTERIOSKLEROSE?

Von Christof Wilhelm Hufeland, dem Hausarzt Goethes, stammt der Satz: „Die Kunst, das menschliche Leben zu verlängern, ist eine Sache der Lebensführung ...“ Die frühen Kneipp-Ärzte wußten und schrieben nieder, daß „es weitgehend in unserer Hand liegt, ob wir früh oder später Verkalkung bekommen, ob wir viel oder fast gar nicht an ihren Folgen leiden“ und daß „bei entsprechender Lebensweise die Arterienverkalkung, an die so viele mißtrauisch und fatalistisch, wie an ein unabänderliches Schicksal, dem man nicht entrinnen kann, denken, ihre Schrecken verliert.“
Tatsächlich haben große Bevölkerungsstudien schon vor langer Zeit nachgewiesen, daß bestimmte Umstände die Arteriosklerose frühzeitig entstehen lassen, ihren Verlauf beschleunigen und ihre Auswirkungen verschlimmern können.
Diese Umstände bezeichnen wir als *Risikofaktoren;* darunter fallen Fettstoffwechselstörungen, Zigarettenrauchen, Bluthochdruck und die Zuckerkrankheit sowie, mit Einschränkungen, Fettleibigkeit und Gicht. Die Frage der Erblichkeit der Arteriosklerose ist immer wieder gestellt worden. Es gibt dafür keinen schlüssigen Beweis, wohl aber für die Vererbbarkeit gewisser Risikofaktoren.

Etwas verwirrt wird das Bild dadurch, daß es auch Arteriosklerosekranke ohne Risikofaktoren gibt. Aber immerhin konnte die Weltgesundheitsorganisation feststellen, daß bei ca. 80% aller Menschen mit Durchblutungsstörungen ein oder mehrere Risikofaktoren vorhanden waren. Die Wahrscheinlichkeit, an einer Arteriosklerose zu erkranken, steigt jedenfalls unbestreitbar mit der Anzahl der Risikofaktoren an.

Dabei ist es keinesfalls so, daß die verschiedenen Risikofaktoren und ihre Kombinationen in allen Gefäßbereichen (wie etwa Herzkranzgefäße, Hirnarterien, Arterien der Arme und Beine) auf die gleiche Weise wirken würden. Für die hier interessierenden *äußeren Durchblutungsstörungen* der Extremitäten konnte folgende **Rangfolge der Risikofaktoren** ermittelt werden:

1. Zigarettenrauchen (Raucherbein!)
2. Fettstoffwechselstörungen
3. Zuckerkrankheit.

[Die Reihenfolge für den *Herzinfarkt* sieht folgendermaßen aus:

1. Fettstoffwechselstörungen
2. Zigarettenrauchen
3. Bluthochdruck
4. Zuckerkrankheit
5. Gicht
6. Fettsucht

Für den *Schlaganfall* gilt:

1. Bluthochdruck
2. bereits bestehende Erkrankung der Herzkranzgefäße (Herzinfarkt)
3. Zuckerkrankheit
4. Fettsucht.]

DURCHBLUTUNGSSTÖRUNGEN DER BEINARTERIEN

Wie wir gesehen haben, entwickeln sich arteriosklerotische Veränderungen unter dem Einfluß von Risikofaktoren nur allmählich und unterschiedlich in den verschiedenen Gefäßwandschichten. Der Prozeß verläuft dabei nicht einmal gleichmäßig. Entstandene Veränderungen können über lange Zeit konstant bleiben, ebenso kann eine plötzliche Verschlechterung der Situation eintreten. Diese akuten Schübe nannte der leider allzufrüh verstorbene deutsche Cardiologe Andreas Grüntzig, der Erfinder der Ballonkathetertechnik, eine „Gefäßgrippe". Unabhängig davon muß bei einer Arteriosklerose aber grundsätzlich von einem fortschreitenden Verlauf ausgegangen werden. Als Ergebnis haben wir im Bereich der Extremitäten dann eine arterielle Verschlußkrankheit.

Es wäre nun falsch zu glauben, daß bei jedem Arterienverschluß unterhalb der Verschlußstelle keinerlei Durchblutung mehr möglich wäre und deshalb das Gewebe absterben müsse. Dies ist nur bei ganz akuten Erkrankungen der Fall, z. B. bei komplettem Schlagaderverschluß durch ein verschlepptes Blutgerinnsel. Da dabei andere, jedoch in keinem Falle naturheilkundliche Behandlungsmethoden zum Einsatz kommen, wird von solchen akuten Ereignissen im folgenden nur kurz die Rede sein.

Die oben geschilderte langsame Entstehungsweise einer Durchblutungsstörung bedeutet, daß der Körper glücklicherweise Zeit hat, sich auf die veränderte Situation einzustellen. Er kann die Ausfälle wenigstens teilweise ausgleichen, kompensieren, wie der Arzt sagt.

Die arterielle Verschlußkrankheit der Beine ist in unserem Fall ein chronisches Leiden. Betroffen sind überwiegend Männer im mittleren und höheren Lebensalter. Etwa 30 Prozent aller Neuerkrankungen ereignen sich vor dem 54. Lebensjahr. Es wird geschätzt, daß von allen über 50jährigen der Gesamtbevölkerung 6 Prozent von einer arteriellen Verschlußkrankheit betroffen sind.

Die Beschwerden richten sich nach dem Ort des Verschlusses und dem Ausmaß der Schädigung. Das betroffene Gefäßgebiet reicht von der Hauptschlagader unterhalb des Abganges der Nierenarterien (etwa in Höhe des 2. Lendenwirbelkörpers) bis zum Fuß. Bei einem Verschluß der Hauptschlagader sind beide Beine betroffen, außerdem besteht Impotenz. Ansonsten unterteilen wir in folgende **Verschlußtypen:**

Beckentyp: Verschluß der Beckenarterie.

Oberschenkeltyp: Verschluß der oberflächlichen und/oder tiefen Oberschenkelarterie.

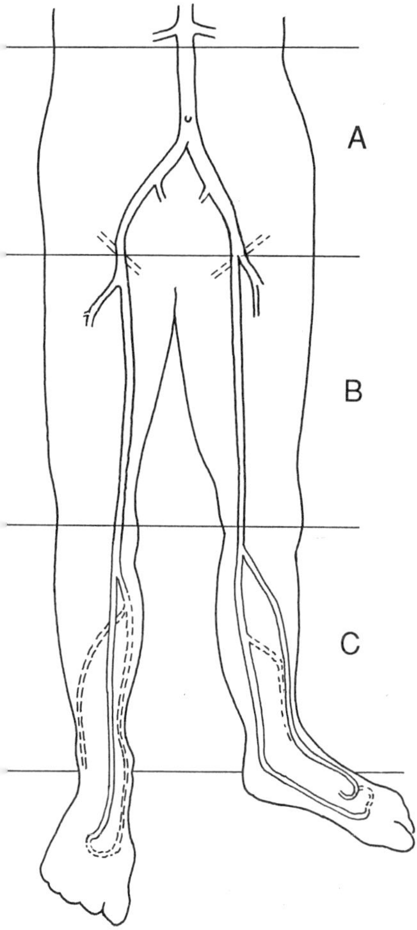

Die Blutversorgung der Beine:
Verschluß im Bereich A: „Beckentyp"
Verschluß im Bereich B: „Oberschenkeltyp"
Verschluß im Bereich C: „peripherer Typ"

Peripherer Typ (Unterschenkeltyp): Verschluß einer oder mehrerer Unterschenkelarterien.

Häufig sind jedoch mehrere Etagen gleichzeitig betroffen, wie auch die verschiedensten Kombinationen zwischen rechts und links vorkommen können.
Der Straßburger Chirurg Fontaine hat **vier Schweregrade** (Stadien) festgelegt und verständlich beschrieben:

Stadium I: symptomfrei (in der Regel Zufallsbefund, da keine Beschwerden).
Stadium II: Belastungsschmerz, der nach einer bestimmten Gehstrecke auftritt, stellenweise Hinken; „Schaufensterkrankheit".
a. nach einer Gehstrecke von mehr als 200 Metern,
b. nach einer Gehstrecke von weniger als 200 Metern.
Stadium III: zuerst meist nächtlicher Ruheschmerz, weil in der Horizontallage die Ruhedurchblutung nicht mehr ausreicht. Oftmals Besserung durch Herabhängenlassen des Beines aus dem Bett oder Aufstehen möglich.
Stadium IV: Gewebsuntergang durch völliges Versagen der Durchblutung; „Brand, trocken oder feucht".

Die Stadien III und IV bedeuten eine akute Amputationsgefahr für das betroffene Bein. Hier sind außer gewissen basistherapeutischen Maßnahmen, wie auch bei akuten Verschlüssen, naturheilkundliche Behandlungsverfahren fehl am Platz.
Die Belastungsschmerzen betreffen beim Bauch- und Beckentyp die Gesäßmuskulatur, auch können gehabhängige Bauchschmerzen auftreten.

Ein „Absteigen“ der Gesäßmuskelschmerzen zum Oberschenkel ist möglich. Beim Oberschenkeltyp zwingen in der Regel Wadenschmerzen den Kranken zum Stehenbleiben; Patienten mit einem peripheren Verschlußtyp leiden unter Kältegefühl an Fuß und Zehen, manchmal treten Schmerzen der Fußsohle auf. Da uns hier vor allem die Stadien I und II interessieren, wollen wir uns folgende Fragen stellen:

1. Wieso haben die Patienten des Stadiums I trotz eines Arterienverschlusses keine Beschwerden?
2. Wie kommen die Beschwerden des Stadiums II zustande?

Diese Fragen sind deshalb so interessant, weil sie uns zu den körpereigenen Ausgleichs- oder Kompensationsmechanismen hinführen. Wir können dies an Hand eines Oberschenkelarterienverschlusses betrachten (vgl. Abb.): Erste Voraussetzung für Beschwerdefreiheit ist eine günstige Verschlußlage. Der Verschluß darf nur eine der beiden Oberschenkelarterien betreffen und keinesfalls den Anfangsteil beider Gefäße. Zweite Voraussetzung ist eine extrem langsame Entwicklung des arteriosklerotischen Verschlusses.
Der Körper hat nämlich die Fähigkeit, die Äste verschiedener Arterienstämme in einem Netzwerk zu verbinden.
Diese netzartigen Verbindungen werden bei intaktem Gefäßsystem nicht gebraucht und sind deshalb nur ansatzweise vorhanden. Darüber hinaus sind jedoch, und zwar von Geburt an, auch entlang eines Gefäßstammes vorsorglich Umgehungs-

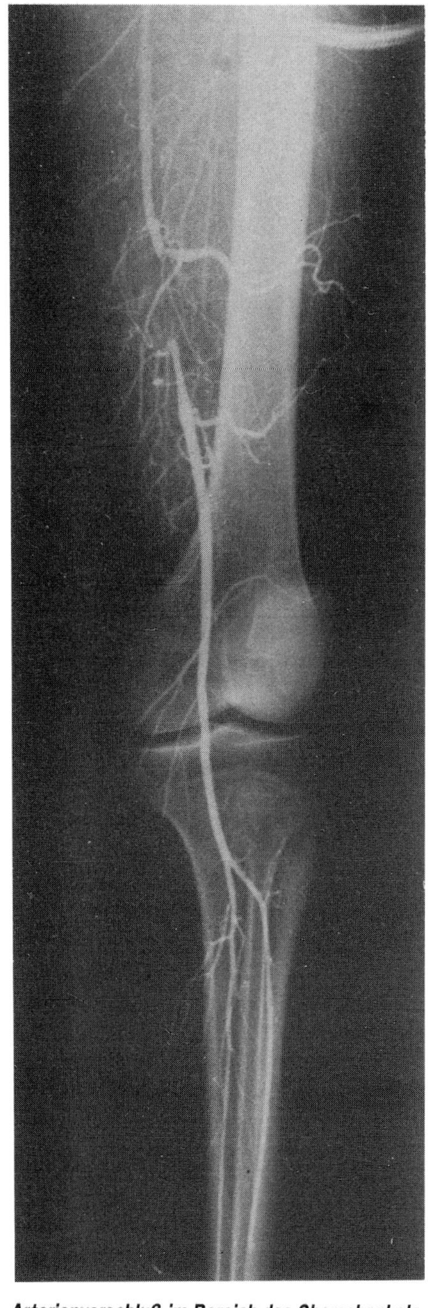

Arterienverschluß im Bereich des Oberschenkels (Angiographie)

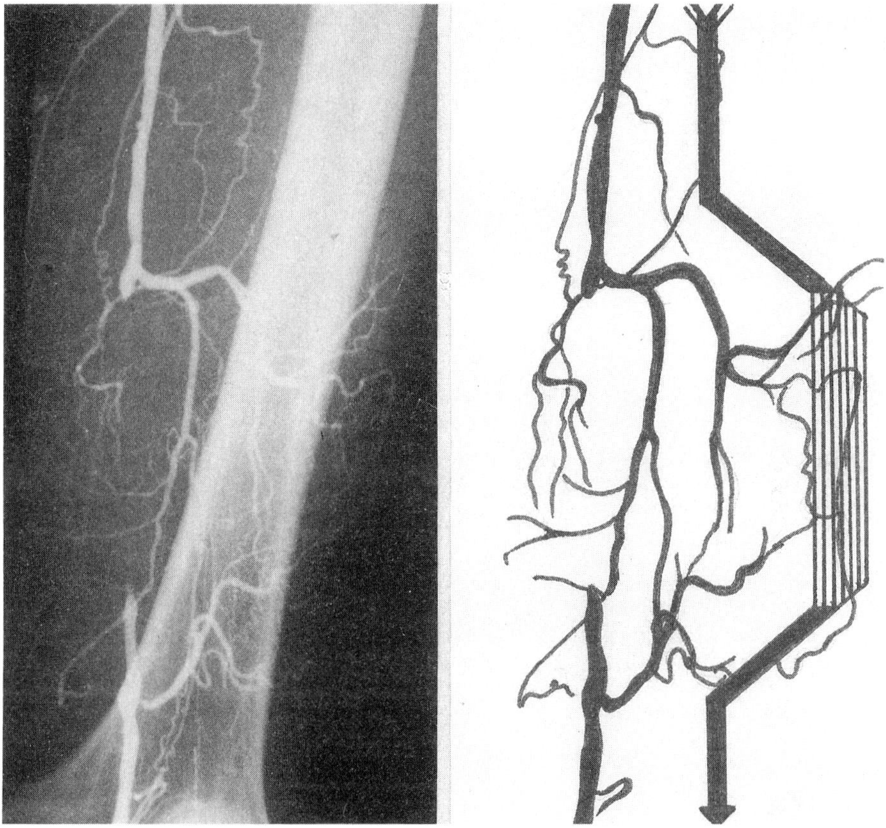

Das Netzwerk der Kollateralen (Angiographie)

bahnen angelegt, die, solange das Gefäß gesund ist, überhaupt nicht durchblutet sind, im Falle eines Verschlusses aber „aufgehen" und einen Teil der Durchblutung übernehmen. Diese Umgehungsgefäße, auch *Kollateralen* genannt, können u. U. eine erhebliche Dicke erreichen und sind zudem sehr zahlreich (vgl. Abb.).
Es liegt auf der Hand, daß die Leistungsfähigkeit der Kollateralen davon abhängt, wieviel Zeit sie zu ihrer Entwicklung haben. Die Kollateralen (diejenigen zwischen zwei großen Gefäßstämmen nennen wir Querkollateralen, die anderen Brückenkollateralen) sind also der Grund, weshalb das Gewebe nicht unterhalb jedes Verschlusses abstirbt. Sie können unter günstigen Bedingungen so leistungsfähig sein, daß eine Funktionseinschränkung nicht eintritt (Stadium I). Dies ist aber selten der Fall.
Im Stadium II reichen die Umgehungsbahnen unter Ruhebedingungen aus, eine ausreichende Sauer-

stoffversorgung sicherzustellen. Steigt aber unter Belastung (Gehen) die Anforderung an die Durchblutung an, können die Kollateralen die notwendige Mehrdurchblutung nicht mehr sicherstellen. Je nach Güte der vorhandenen Kompensationsmöglichkeiten kommt es dann früher oder später zu Schmerzen. Dieser Schmerz wirkt als Alarmsignal: „Halt! Bis hierher und nicht weiter!" Eine Fortsetzung der Belastung würde nämlich den lokalen Stoffwechsel völlig zusammenbrechen lassen, ein Gewebsuntergang (Absterben, Nekrose) könnte die Folge sein.

DIE DIAGNOSE

Wir kennen doch den Spruch: Vor jede Behandlung haben die Götter die Diagnose gestellt. Deshalb sollten wir uns vor der Erörterung der diversen schulmedizinischen und naturheilkundlichen Behandlungsmethoden noch einige Gedanken über den Weg zur Diagnose machen.
Ausgangspunkt für eine Diagnostik sind immer die vom Patienten geschilderten Beschwerden, aber solche „Symptome" sind immer nur Ausdruck einer Krankheit, und nicht die Krankheit selbst!
Der Arzt wird bei entsprechenden, insbesondere bei belastungsabhängigen Beinbeschwerden immer an Durchblutungsstörungen der Arterien denken. Aber diese Beschwerden können durchaus auch andere Ursachen haben. Da kann die Wirbelsäule ebenso ursächlich beteiligt sein wie eine Venenerkrankung, da können Gelenksveränderungen vorliegen, wie auch eine Erkrankung von Nerven.

So sieht der Untersuchungsgang aus:
Um zu entscheiden, ob eine Durchblutungsstörung der Arterien vorliegt oder nicht, werden zuerst alle tastbaren Schlagadern palpiert (abgetastet). Die Abbildung S. 48 links zeigt die Stellen des Körpers, an denen die Arterien so nah an der Oberfläche liegen, daß sie fühlbar sind. Ein irgendwo tastbarer Puls schließt einen an dieser Stelle gelegenen Gefäßverschluß aus!
Bei Beschwerden an den Beinen werden selbstverständlich auch alle anderen Arterien untersucht, da die Arteriosklerose ja, wie wir wissen, ein Systemleiden ist. Gar nicht selten findet man dabei als Zufallsbefund weitere Krankheitsherde, die noch keine Beschwerden verursachen.
Nach der Pulstastung werden die Arterien mit dem Hörrohr, dem Stethoskop, untersucht, d. h. abgehört (auskultiert; vgl. Abb. S. 48 rechts).
Vielleicht ist Ihnen schon einmal aufgefallen, daß der Arzt mit diesem Instrument, das er sonst zur Untersuchung des Herzens und der Lunge benötigt, Ihren Hals, die Leistenregion oder den Oberschenkel abgehorcht hat. Sicher haben Sie sich gewundert, was denn da zu hören sein könnte.
Völlig zu Recht! Denn normalerweise hört man über einer gesunden Schlagader überhaupt nichts. Ist aber bei einer Arteriosklerose die Gefäßinnenwand nicht mehr spiegelglatt, sondern rauh, rissig oder von geschwürähnlichen Aufbrüchen und Verkalkungen übersät, geht die glatte (laminare), nicht hörbare Blutströmung in eine wirbelige (turbulente) Strömung über, die man an einem rauhen, niederfrequenten Strömungsgeräusch im Rhythmus des Herzschlages erkennt: ein untrügliches Zeichen für eine Arteriosklerose, auch wenn noch keine Beschwerden bestehen! Einzige Alternative

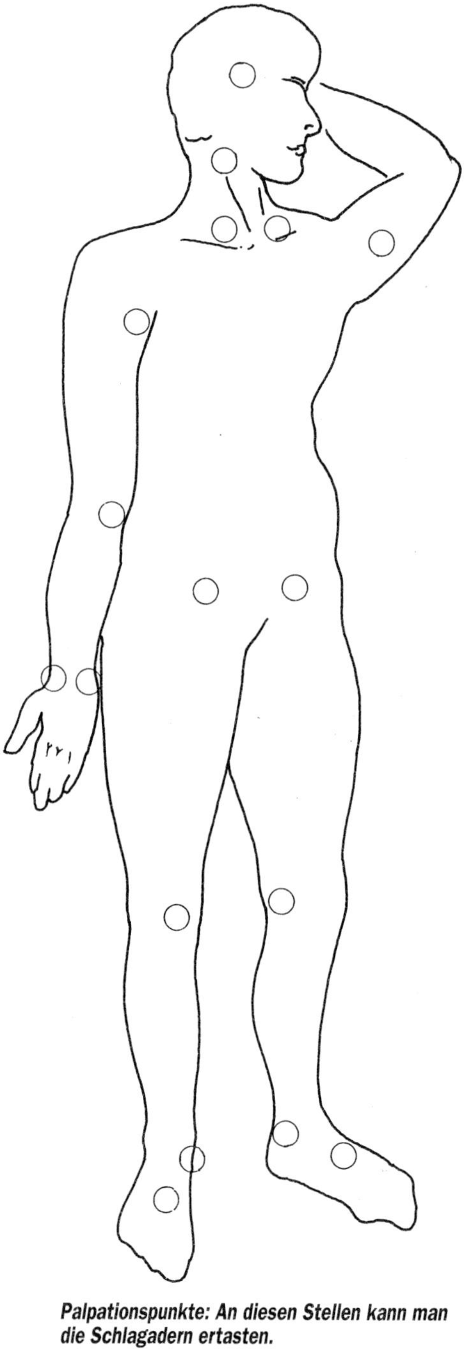

Palpationspunkte: An diesen Stellen kann man die Schlagadern ertasten.

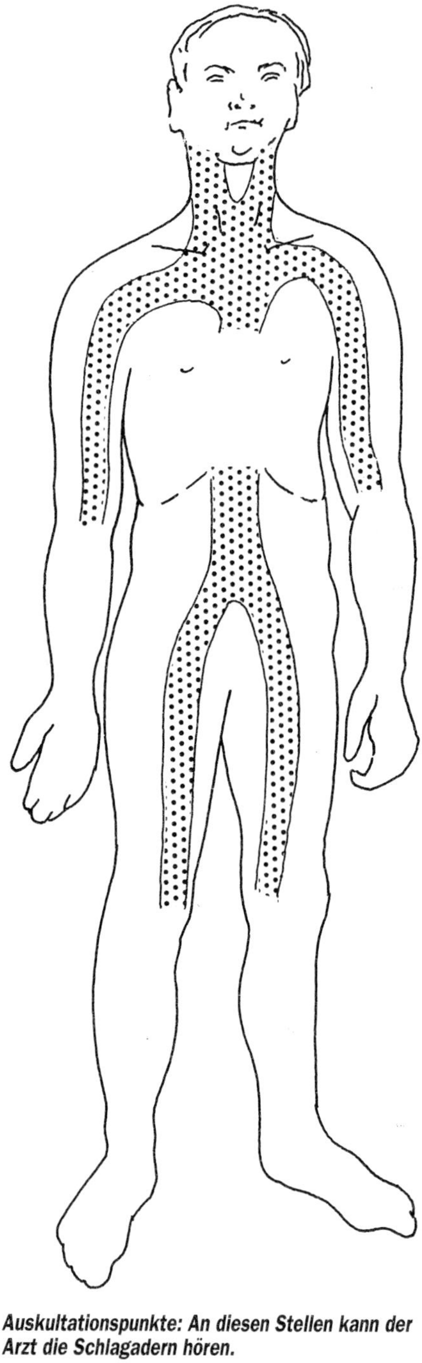

Auskultationspunkte: An diesen Stellen kann der Arzt die Schlagadern hören.

wäre eine ganz hochgradige Blutarmut, die ähnliche Geräuschphänomene verursacht, die man aber auf Anhieb an der extremen Blässe der Patienten erkennen kann.
Ist in einem Gefäßabschnitt eine starke, den Blutfluß hemmende Einengung *(Stenose)* vorhanden, erkennt man diese an einem hohen, ebenfalls pulssynchronen Pfeifgeräusch.
Für solche Geräusche interessiert sich der Arzt bei Vorsorge- oder Durchuntersuchungen besonders im Bereich der Halsschlagadern, weil dies die einfachste Untersuchungsmethode zur frühzeitigen Erkennung einer Schlaganfallgefahr ist. Es ist selbstverständlich, daß im Rahmen einer Gefäßuntersuchung alle dafür geeigneten Gefäßabschnitte abgehört werden. Palpation und Auskulation erfolgen an allen Extremitäten von der Körpermitte aus in Richtung Peripherie.
Sind bei Beinbeschwerden beide Leistenarterien nicht tastbar, kann es sich um einen Verschluß der unteren Hauptschlagader (Aorta) und zwar unterhalb des Abganges der Nierenarterien handeln *(Leriche-Syndrom)*. Auch ein beidseitiger Verschluß der Beckenarterien ist denkbar. Bei beiden Möglichkeiten fehlen aber auch alle anderen unterhalb gelegenen Pulse (Kniekehle, Fuß).
Ist nur *eine* Leistenarterie nicht tastbar, kann ein Verschluß der Aorta nicht vorliegen; es handelt sich vielmehr um einen einseitigen Beckenarterienverschluß (Beckentyp, s. o.). Fehlen bei normal tastbarer Leistenarterie die Kniekehlenarterie und die Fußpulse, sprechen wir von einem Oberschenkeltyp. Sind schließlich bei normalem Befund in Leiste und Kniekehle eine oder mehrere Fußarterien nicht auffindbar, liegt die Annahme eines peripheren Verschlußtyps (oder Unterschenkeltyps) nahe.
Natürlich kommen nicht nur Verschlüsse, sondern auch Einengungen vor, so daß die Arterien abgeschwächt tastbar sein können. Häufig finden sich diese genannten Veränderungen auch mit- und nebeneinander, so daß von „Mehretagenveränderungen" gesprochen wird.

Alle bisher geschilderten Untersuchungen sind qualitativer Natur, d. h. sie geben Auskunft darüber, ob ein Gefäßleiden vorliegt oder nicht, und wenn ja, wo. Zur sinnvollen Therapieplanung benötigen wir jedoch auch genaue Kenntnisse, wie weit dadurch die Gefäßfunktion in Mitleidenschaft gezogen ist. Neben der Beschwerdeschilderung der Patienten, anhand derer wir die Stadieneinteilung (nach Fontaine I—IV, s. o.) vornehmen können, kommen dafür Zusatzuntersuchungen in Frage.
Mit Ultraschallgeräten stehen heute aussagekräftige, völlig schmerz- und ebenso nebenwirkungsfreie Untersuchungsmethoden zur Verfügung, mit denen man Aufschluß über den Blutdruck und die Blutströmung sowie über den Zustand der Gefäßwand und des Gefäßinneren gewinnen kann. Die Patienten können einer notwendigen Gefäßuntersuchung also ohne Angst vor Schmerzen und anderen ungünstigen Folgen entgegensehen.
Weshalb zur Gefäßdiagnostik auch immer die Kontrolle der Blutzusammensetzung gehört, werden wird später sehen.
Nur in unklaren Fällen, besonders, wenn bei fortgeschrittenen Erkran-

kungen eine Gefäßoperation ins Auge gefaßt werden muß, wird eine Röntgenuntersuchung mit Einspritzung von Kontrastmitteln in die Arterie, eine *Arteriographie,* gemacht werden. Diese Untersuchung liefert ein landkartenähnliches Bild vom Gefäßsystem.

THERAPIE: DIE BEHANDLUNG VON GEFÄSSERKRANKUNGEN

Das Konzept dieser Schriftenreihe sieht vor, zuerst auf die schulmedizinischen Behandlungsweisen einzugehen und ihr dann die Behandlungsmethoden der komplexen Physiotherapie nach Kneipp gegenüberzustellen. Dabei erscheint mir gerade bei den Gefäßkrankheiten, seien sie arteriell oder venös, der Hinweis besonders wichtig, daß Schulmedizin und Naturheilkunde im wissenschaftlichen Sinne zusammengehören. Es dürfte wohl kaum ein Krankheitsspektrum geben, wo sich schulmedizinische und Kneipp-Heilweisen so ideal ergänzen, teilweise gleichen, in ihrer Indikation aber zuweilen auch so unmißverständlich voneinander unterscheiden wie gerade bei Durchblutungsstörungen.

Gerade bei Gefäßleiden zeigt sich, daß jeder nach Kneipp orientierte, naturheilkundlich tätige Arzt zuerst ein gut ausgebildeter und erfahrener Schulmediziner sein muß, der auch über seinen naturheilkundlichen Tellerrand hinausblicken kann. Umgekehrt benutzt der reine Schulmediziner bei seiner Behandlung von Gefäßpatienten vieles aus der Kneipp-Therapie, vielleicht ohne sich dessen bewußt zu sein.

Es lohnt sich auch nicht, einen Streit zu entfachen, aus welcher „Ecke" welcher Teilaspekt eines Behandlungskonzepts stammt. Festzuhalten lohnt sich allerdings der bemerkenswerte Umstand, daß das gesamte konservative (d. h. nichtoperative) Behandlungsspektrum, wie es unter großen Anstrengungen in den letzten Jahrzehnten von unzähligen klugen Köpfen entwickelt worden ist, bereits in den vor über hundert Jahren formulierten fünf Säulen der Kneipp-Therapie enthalten war.

Jede Diskussion um kneippgemäße oder schulmedizinische Behandlungsweise kann sich für einen Gefäßpatienten leider sehr schnell erübrigen, wenn einige allgemeingültige Regeln nicht eingehalten werden: Vorsicht vor Unterkühlung, Vorsicht vor starker und langanhaltender Durchnässung, Vorsicht vor Verletzungen: Die Fußpflege gehört in die Hände eines medizinisch ausgebildeten Fußpflegers. Dieser muß wissen, wann eine Durchblutungsstörung vorliegt. Nägel immer so schneiden, daß sie nicht einwachsen können. Vermeidung zu engen Schuhwerks, Vermeidung von Kunststoffsocken. Nie barfuß laufen. Ein durchblutungsgestörter Fuß ist extrem verletzungsgefährdet und infektionsanfällig.

Gefäßpatienten müssen ihre Füße täglich auf Verletzungen und Entzündungen selbst untersuchen und besonders auf Pilzinfektionen zwischen den Zehen achten. Jede noch so kleine Verletzung und Infektion gehört in die Hand des Arztes, weil unabsehbare Gefahren drohen. Alle diese Hinweise gelten in besonderem Maße für Diabetiker, weil diese besonders infektgefährdet sind. Außerdem kann eine durch die Zuckerkrankheit bedingte Nervenstörung die Schmerzempfindung beeinträchtigen, so daß Komplikationen zu spät erkannt werden. Auch Zuckerkranke ohne Durchblutungsstörungen müssen deshalb diese Regeln beachten.

SCHULMEDIZINISCHE BEHANDLUNG VON GEFÄSSLEIDEN

Es gibt arterielle Gefäßerkrankungen, bei denen die Kneipp-Therapie von vornherein nicht oder nicht allein anzuwenden ist. Das physiotherapeutische Behandlungsprinzip beruht ja im wesentlichen darauf, daß bei der Behandlung Reize gesetzt werden, die eine Reizantwort des Organismus bewirken. Durch eine wiederholte (serielle) Anwendung dieser Reize, z. B. im Rahmen einer Kur, soll die Reaktionsweise des Körpers so verändert werden, daß er sich in seiner Funktion der Norm annähert (sogenannte *funktionelle Adaption)*.

Diese Vorgehensweise setzt aber die Reaktionsfähigkeit des behandelten Körpers bzw. Körperteils voraus. Ist zum Beispiel der Gesamtstoffwechsel eines Organismus oder der Teilstoffwechsel eines Organs, z. B. eines Beines, weitgehend zusammengebrochen, besteht diese Reaktionsfähigkeit auf äußere oder innere Reize nicht mehr. Physiotherapeutische Anwendungen könnten in diesem Fall verheerende Folgen haben.

Zu einem weitgehenden örtlichen Zusammenbruch des Stoffwechsels kommt es beispielsweise bei einem akuten Beinarterienverschluß: Das Bein wird schlagartig von der Sauerstoffzufuhr abgeschnitten. Es tritt ein schlagartiger Schmerz auf, dem später Gefühllosigkeit und Lähmung folgen. Das Bein ist pulslos und wird blaß und kalt.

Würde man in dieser Situation versuchen, das Symptom Kälte durch ein heißes Fußbad zu beseitigen, würde man mit ansonsten gut verträglichen Wassertemperaturen innerhalb kürzester Zeit eine Verbrennung oder Verbrühung hervorrufen. Das Bein würde nur noch mehr geschädigt.

Was passiert? Jedermann weiß, daß kalte Füße auch bei normaler Durchblutung vorkommen können. Wir sprechen von funktionellen Durchblutungsstörungen, denen später ein eigenes Kapitel gewidmet sein wird. Bei einer funktionellen Durchblutungsstörung, so viel sei jetzt vorweg gesagt, sind die Arterien selbst absolut intakt. Sie sind lediglich durch die in ihnen enthaltene Muskulatur enggestellt, der Blutfluß durch die „verkrampften", ansonsten gesunden Gefäße ist reduziert. Die Folge sind kalte Füße. In dieser Situation führen heiße Fußbäder oder, noch besser, wechselwarme Fußbäder zu einer starken Steigerung der lokalen Stoffwechselvorgänge im Fuß, die die Arterien zwingt, sich zu erweitern. Die Durchblutung normalisiert sich, das Kältegefühl verschwindet.

Anders beim akuten Gefäßverschluß. Auch hier führt das heiße Fußbad zu einer enormen Steigerung

des Gewebestoffwechsels. Der dadurch stark ansteigende Sauerstoffbedarf kann aber nicht befriedigt werden, weil durch den Gefäßverschluß keine Durchblutung mehr existiert. In den Gefäßen, die sich erweitern würden, fließt kein Blut mehr. Folge ist ein um so schnellerer Gewebsuntergang, je heißer das Fußbad ist.
Diese Umstände finden wir bei folgenden Arterienerkrankungen.

— *akute arterielle Embolie:* Gefäßverschluß durch ein verschlepptes Blutgerinnsel.

— *akute arterielle Thrombose:* In einem arteriosklerotisch vorgeschädigten, meist verengten Gefäß kommt es durch ein an Ort und Stelle entstehendes Blutgerinnsel akut zum kompletten Verschluß.

— *arterielle Verschlußkrankheit im Stadium IV:* Eine unbeherrschbare, langsam, aber stetig fortschreitende Arteriosklerose führt zum Durchblutungsstop in einer Gefäßregion; das Gewebe stirbt infolge Sauerstoffmangels ab, es entsteht eine Nekrose.

— *arterielle Verschlußkrankheit im Stadium III:* Geht dem Stadium IV meist voraus, die Durchblutungsreserve ist bereits unter Ruhebedingungen vollständig erschöpft, eine Mehrdurchblutung durch Gefäßerweiterung ist nicht mehr möglich.

Allen diesen Krankheitsbildern ist gemeinsam, daß bei ihnen die betroffene Region die Fähigkeit, auf einen Reiz zu reagieren, verloren hat. Damit scheiden sie für die Physiotherapie aus. Weiters ist ihnen gemeinsam, daß die betroffenen Extremitäten amputationsbedroht sind, und zwar um so akuter, je weiter oben sie genannt wurden. Um die Amputation zu vermeiden, muß die Durchblutung so schnell wie möglich wiederhergestellt werden. Damit gehören diese Erkrankungen in die Hände des Gefäßchirurgen.
Die operative Behandlung einer akuten arteriellen Embolie stellt insofern einen Sonderfall dar, als es sich eigentlich nicht um eine Erkrankung der Arterie handelt, welche ja „nur" durch ein andernorts entstandenes und mit dem Blutstrom verschlepptes Blutgerinnsel verstopft wird. Die sogenannte *Embolektomie* erfolgt meistens mit einem Katheter, der durch einen Schnitt in die Arterie eingeführt wird. Er wird an dem Embolus vorbeigeschoben, anschließend ein an seiner Spitze befindlicher Ballon aufgeblasen. Mit dem zurückgezogenen Katheter verläßt das Blutgerinnsel die Arterie, der Verschluß ist beseitigt. Nach Vernähen des Arterienschnittes ist die Durchblutung wieder normal.
Wenn wir annehmen, daß die Embolie ein ansonsten gesundes Gefäß betroffen hat, ist dies die einzige Arterienoperation, die zur Heilung eines Gefäßleidens führt. Solange allerdings die Entstehung weiterer Blutgerinnsel, meistens im Herzen, und deren Verschleppung nicht verhindert werden kann, besteht eine Wiederholungsgefahr.
Die anderen genannten Notsituationen treten immer in erheblich arteriosklerotisch vorgeschädigten Arterien auf. Hier ist es mit der Entfernung eines kleinen Blutgerinnsels nicht getan, weil, solange die arterio-

sklerotischen Veränderungen der Gefäßwand nicht beseitigt sind, sich sofort neue Verschlüsse bilden würden. In diesen Fällen sind sogenannte gefäßrekonstruktive Eingriffe erforderlich. Diese bestehen darin, daß bei kurzen Verschlüssen mit entsprechenden Instrumenten das Verschlußmaterial mitsamt der ganzen erkrankten Gefäßinnenhaut herausgeschält wird *(Thrombenarteriektomie)*.
Bei längeren oder mehreren Verschlüssen hat sich die *Bypassoperation* besser bewährt. Dabei werden die Veränderungen mit einem neu eingepflanzten Gefäßrohr überbrückt. Dieses kann eine dem Patienten entnommene Vene sein oder eine aus Kunststoffäden (z. B. Dacron) gestrickte Gefäßprothese. Voraussetzung für den Erfolg einer solchen Operation ist, daß sowohl die Gefäßanteile oberhalb des Bypasses als auch die unterhalb gut durchgängig sind. Durch einen Bypass kann immer nur soviel Blut hindurchfließen, wie oben hineinkommt. Das ist selbstverständlich. Es kann aber auch immer nur soviel Blut hindurchgehen, wie die Arterien unterhalb aufnehmen können (Gesetz von der Konstanz des Kreislaufs).
Die „Überlebenschance" einer Gefäßprothese hängt von ihrer Weite ab. Während der prothetische Ersatz der sehr weiten Hauptschlagader jahre- und jahrzehntelang offenbleiben kann, sind schmalere Bypässe im Bereich der Unterschenkelarterien oft bereits nach wenigen Wochen verschlossen, auch wenn man die Gerinnungsfähigkeit des Blutes durch bestimmte Medikamente reduziert.
Das Wichtigste aber ist: Diese grandiosen, aufwendigen, z. T. technisch sehr schwierigen Operationen gleichen einer Reparatur. Sie beeinflussen nicht den Verlauf der Grundkrankheit Arteriosklerose; deren Schicksal und damit das des behandelten Beines hängt von ihrem weiteren Verlauf ab.
Bei der Betrachtung der gefäßchirurgischen Behandlungsmöglichkeiten dürfen wir nicht vergessen, daß naturgemäß viele betroffene Patienten älter sind und als Folge der Grundkrankheit Arteriosklerose gleichzeitig mehrere Krankheiten, wie z. B. einen Herzinfarkt oder einen Schlaganfall, und zusätzlich weitere altersbedingte Leiden haben. Sie sind multimorbide, wie wir sagen.
Für manche dieser Patienten ist die Grenze der Operabilität rasch erreicht. Für solche Patienten wurden in den letzten Jahren andere Behandlungsverfahren entwickelt, die ihren Platz im Therapiespektrum gefunden haben, ohne das grundsätzliche Problem der Arteriosklerose zu lösen.
So wurden z. B. *fermentartige Medikamente* entwickelt, die Blutgerinnsel auflösen können. Man könnte ins Schwärmen geraten über die Perfektion der Schöpfung, wenn man sich überlegt, was dahintersteckt: In unserem Blut zirkulieren ständig Bestandteile, die in der Lage sind, eine Blutgerinnung herbeizuführen oder entstandene Blutgerinnsel wieder aufzulösen. Diese beiden Systeme stehen normalerweise miteinander im Gleichgewicht. Droht etwa durch eine Verletzung ein Blutverlust, gewinnt das gerinnungsfördernde System die Oberhand. Tritt aber an irgendeiner Stelle des Organismus ein unerwünschtes Blutgerinnsel auf, dominiert plötzlich das gerinnungshem-

mende System. Wir sprechen von *körpereigener Lyse* (Auflösung). Es dürfte so sein, daß öfters irgendwo ein kleines Blutgerinnsel auftritt und sich unter dem Einfluß der körpereigenen Lyse spontan wieder auflöst. Viele thrombotische Ereignisse bleiben durch diese Selbstheilungsfähigkeit mit Sicherheit unbemerkt und ohne Folgen.
Die fermentartigen Medikamente vermögen diese geschilderten Aktivitäten der körpereigenen Lyse anzuregen und damit Blutgerinnsel aufzulösen. Die Steuerung einer solchen Therapie ist aber sehr schwierig, so daß öfters Blutungskomplikationen auftreten.
Eine weitere neue Behandlungsmöglichkeit besteht in der sogenannten *Katheterdilatationstechnik.* Dabei wird ein Katheter, der einen wurstförmigen Ballon an seiner Spitze trägt, in das eingeengte oder auf einer kurzen Strecke verschlossene Gefäß eingeführt. Der Ballon aus nicht überdehnbarem Material wird dann in Höhe der Stenose mit mehreren Atmosphären Druck aufgeblasen, wodurch die eingeengte Gefäßlichtung wieder erweitert werden kann. Diese Eingriffe sind, weil sie keine Narkose erfordern, für die Patienten wenig belastend und haben sich insoweit bewährt, als eine wiedereröffnete Arterie unter günstigen Umständen jahrelang offenbleiben kann. Es kommen aber auch akute Neuverschlüsse vor, nach denen die Situation der Extremität oft schlechter ist als vor dem Eingriff.
Welche der kurz geschilderten Behandlungsmöglichkeiten man wählt, wird im Einzelfall sicher im Teamwork entsprechend erfahrender Ärzte entschieden werden. Allen diesen Verfahren ist jedoch eins gemeinsam: Sie stellen eine symptomatische Therapie dar, sie beseitigen nicht die eigentliche Erkrankung, sie sind keine kausale, an der Krankheitsursache orientierte Therapie.

KNEIPP-THERAPIE BEI ARTERIELLEN GEFÄSSLEIDEN

Als Ergebnis des vorhergehenden Kapitels bleiben von den vier Stadien der arteriellen Verschlußkrankheit (AVK) die Stadien I bis II b übrig. Hier bleibt in den Gefäßen die Durchblutungsreserve so weit erhalten, daß noch keine oder nur von der Belastung abhängige Beschwerden auftreten. Oder um den Sprachgebrauch der Physiotherapie zu wählen: In diesen Stadien ist eine Reizantwort auf äußere und innere Reize durchaus noch zu erwarten.
Schauen wir uns die fünf Säulen der Kneipp-Therapie daraufhin an, welche besonders zur Vermittlung von Reizen geeignet sind, dann stoßen wir natürlich auf die Bewegungstherapie und die Hydrotherapie. Während die Pflanzenheilkunde (Phytotherapie) über die Beeinflussung des inneren Milieus des Blutes immerhin noch einen, wenn auch bei arteriellen Erkrankungen bescheidenen Beitrag zum Behandlungsprinzip Reiz-Reizantwort zu geben vermag (ihre Domäne sind die Venenkrankheiten), spielen die Ernährungs- und Ordnungstherapie eine untergeordnete Rolle. Im Gesamtbehandlungskonzept der ursächlichen Beeinflussung des Leidens, wie es im nächsten

Kapitel entwickelt werden soll, sind sie jedoch von überragender Bedeutung.

Bewegungstherapie

Wir haben gesehen, daß zu den wichtigsten Mechanismen, mit denen sich der Körper gegen den drohenden Durchblutungsmangel einer Extremität wehrt, die Bildung von Umgehungsgefäßen, Kollateralen, gehört.
Diese Kollateralgefäße, die vorhanden, aber unter normalen Verhältnissen nicht durchblutet werden, bedürfen zu ihrer vollen Entwicklung eines Reizes. Den ursprünglichsten Reiz zur Kollateralenentwicklung stellt die Blutströmungsgeschwindigkeit dar. Je höher in einem nicht normal durchbluteten Gefäßabschnitt die Blutströmungsgeschwindigkeit gestaltet werden kann, desto schneller und umfangreicher entwickeln sich die Umgehungsgefäße.
Die einfachste und beste Methode, den Blutstrom zu beschleunigen, stellt die Erhöhung des Sauerstoffbedarfs dar. Das geschieht durch Betätigung der Muskulatur, kurz gesagt durch Laufen oder durch entsprechend gestaltete gymnastische Übungen.

Gehtraining

Die Trainingsbehandlung wird auf verschiedene Weise, vor allem auch danach gestaltet, welcher Verschlußtyp vorliegt.
Wenn beim Beckentyp (Verschluß einer Beckenarterie) Schmerzen vorwiegend in der Gesäß- und Oberschenkelmuskulatur auftreten, ist das Radfahren die Trainingsmethode der Wahl. Sehr viel häufiger sind Beschwerdebilder unter Beteiligung der Wadenmuskulatur beim Oberschenkeltyp. Hier ist die Trainingsbehandlung als echtes Gehtraining zu gestalten.
Ausgangspunkt für die Behandlung ist die Festlegung der schmerzfreien Gehstrecke. Da diese unter standardisierten Bedingungen erfolgen muß, ist dieser einfache Test in der Praxis

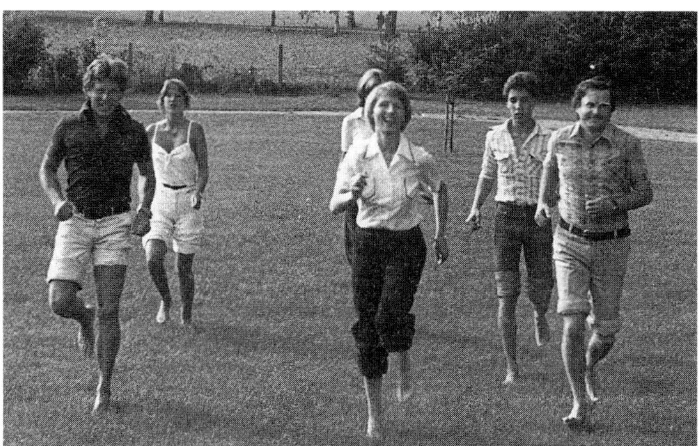

Strammes Marschieren ist nach durchgeführtem Wassertreten oder Tautreten angezeigt.

auch gut zur Verlaufskontrolle der Erkrankung bzw. des Behandlungserfolges geeignet. Zur Durchführung des *Gehtests* ist lediglich eine ebene Teststrecke bekannter Länge, z. B. ein Klinikflur oder ein Kurparkweg erforderlich.

Da die Gehstrecke mit der Schrittgeschwindigkeit variiert — im „Schleichtempo" werden wesentlich längere Wegstrecken erzielt als bei zügigem Gehen — muß die Schrittgeschwindigkeit konstant eingehalten werden. Dies erfolgt am besten unter Kontrolle eines Metronoms mit dem Maß von 100 Schritten pro Minute. Während des Belastungstests werden die Schritte bis zum ersten Schmerzbeginn und bis zum Maximalschmerz, der zum Abbruch der Untersuchung zwingt, gezählt. Ersteres wird als „absolut schmerzfreie Gehstrecke" bezeichnet, letzteres als „relativ schmerzfreie Gehstrecke".

Das Gehtraining können die Patienten nach einer Einweisung in Form des Gehtests selbständig durchführen. Sie sollen dabei mindestens 1 bis 2 Stunden täglich üben. Sehr günstig ist am Anfang eine Art von Intervalltraining, bei dem die Patienten abwechselnd schnell und langsam so weit gehen, bis der Schmerz beginnt. Nach Schmerzeintritt ist eine Pause bis zum Abklingen der Beschwerden einzulegen. Natürlich kann der Patient bei den langsamen Intervallen weiter gehen als bei den schnellen. Psychologisch ist jedoch der Effekt wichtig, daß der Patient in den langsamen Passagen eher ein Erfolgserlebnis hat, obwohl die schnellen Schrittfolgen insgesamt effektiver sind. Haben Patienten von Beginn an eine sehr lange schmerzfreie Gehstrecke, empfehlen wir, von vornherein ein strammes Marschtempo anzuschlagen, damit sie öfter in den sehr durchblutungsintensiven Bereich des beginnenden Schmerzens hineinlaufen.

Bummeltempo, bei dem die Schmerzgrenze nicht erreicht wird, ist unwirksam, Übertreibungen, bei denen bis zur maximalen Schmerzgrenze belastet wird, sind aber auch gefährlich. Weil dabei der Stoffwechsel, insbesondere im Fuß, überfordert werden kann, genügen u. U. geringste Verletzungen oder ein Steinchen im Schuh, um einen schlecht heilenden Hautdefekt zu provozieren.

Ein wichtiger Nebeneffekt des Gehtrainings, das übrigens auch sehr gut als Gruppentherapie gestaltet werden kann, liegt darin, daß der Patient spürt, daß er selbst etwas für sich tun kann. Schon geringe Fortschritte vermögen ungeheuer zu motivieren, auch in Hinblick auf die notwendige Begleittherapie. Der Kranke erlebt den Therapieerfolg als aktiv Handelnder, nicht als passiv eine Therapie Erduldender — ein Grundgedanke des Kneippschen Therapiekonzeptes. Daß Faulheit — vielleicht als Ausdruck einer nicht (mehr) angemessenen Lebenshaltung insgesamt — „bestraft" wird, ist ebenso konkret erlebbar und kann vor Schludrigkeit im Umgang mit der eigenen Erkrankung bewahren.

Da die Patienten angewiesen werden müssen, einmal in der Woche den Leistungsstand anhand eines selbständig durchgeführten Gehtests zu überprüfen, ist es sinnvoll, sie vorher auf wetterbedingte oder jahreszeitlich verursachte Schwankungen der Gehleistung hinzuweisen. Eine akute, durch äußere Bedingungen nicht erklärbaren Reduktion der schmerzfreien Gehstrecke muß immer sofortiger Anlaß für einen Arztbesuch sein.

Gefäßgymnastik

Die gefäßgymnastischen Übungen, die sehr gut, besonders in der Gruppentherapie, mit dem Gehtraining kombiniert werden können, haben ebenfalls das Ziel, durch Muskelarbeit die Strömungsgeschwindigkeit in der erkrankten Arterie zu erhöhen und die Kollateralenbildung zu verbessern.
Zusätzlich haben sie aber einen echt gymnastischen Effekt. Bei einer einseitigen Beinerkrankung wird unbewußt immer die gesunde Seite mehr belastet. Über lange Zeit gesehen kann dies zu einer Überbelastung von Gelenken, Sehnen und Bändern der gesunden Seite führen. Die unbewußte Entlastung der erkrankten Extremität fördert hingegen Muskelschwund und Teilversteifungen der minderbelastenden Gelenke. Beidem kann durch entsprechende Übungen entgegengewirkt werden. Greifübungen der Zehen stellen im übrigen den adäquaten Trainingsreiz der beim Unterschenkelverschlußtyp betroffenen Muskulatur dar.
Die Trainingsbehandlung kann insbesondere für Patienten mit kurzen Gehstrecken sehr mühsam und bei anfangs geringen Fortschritten auch seelisch belastend sein. Jeder Betroffene muß daher wissen, daß das Gehtraining nach wie vor jeder anderen Behandlungsmethode überlegen ist, daß sich die Mühe lohnt. Er hat aber auch Anspruch auf eine angemessene psychologische Begleitung bei seinen Bemühungen. Darin liegt u. a. der Vorteil gut geleiteter Übungsgruppen.
Einschränkungen für eine Bewegungstherapie gibt es nicht, wenn das Stadium der Erkrankung berücksichtigt wird. Im Stadium III und IV (Ruheschmerz, bzw. „Brand“) ist eine Bewegungstherapie verboten, weil der ohnehin katastrophale Sauerstoffmangel verstärkt würde. Als wohltuend wird von Patienten dieser Stadien jedoch oft die abhängige Lagerung des Beines (Heraushängenlassen aus dem Bett) empfunden, weil durch diese einfache Maßnahme das Druckgefälle und damit die Durchblutung etwas verbessert werden.
Um dauernd Bettlägerige vor Druckgeschwüren an den Aufliegestellen des Fußes zu bewahren, sollten Fuß und Unterschenkel durch einen dicken, nicht einschnürenden Watteverband geschützt werden.

Hydrotherapie

Während Sebastian Kneipp und seine Vorgänger Prießnitz und Hahn bei der Entwicklung ihrer hydrotherapeutischen Verfahren noch von einer bereits damals, sicher zur Zeit Kneipps, überholten Humoralpathologie (die Vorstellung von „Ableitung“ und „Ausleitung“ sogenannter Krankheitsstoffe) ausgingen, erkannte Kneipps erster und engster ärztlicher Mitarbeiter, Dr. Alfred Baumgarten, schon früh, daß die Wirkung von Wasseranwendungen in erster Linie in der Veränderung von Kreislauf- und Durchblutungsgrößen besteht. Er belegte diese Vorstellung anhand erstaunlich umfangreicher und aussagekräftiger Meßreihen. In der Zwischenzeit konnte die Forschung diese Zusammenhänge weitgehend aufklären. Hydrotherapeutische Reize in Form des Kneippschen Flachgusses oder des Teilbades wirken in erster Linie als Temperaturreize. Beim Blitzguß und beim Vollbad werden dagegen auch nennenswerte mechanische Kräfte wirksam.

Der Temperaturreiz wird über die Haut registriert. Die Reizantwort (Reaktion) entsteht als Folge lokalchemischer Prozesse (nicht durch Nerven gesteuert) zunächst an der dem Reiz unmittelbar ausgesetzten Stelle: Wird eine Hand einem warmen Temperaturreiz ausgesetzt, steigt ihre Durchblutung an, bei Abkühlung sinkt sie ab (vgl. Abb.).

Daß der gleiche Effekt an der Hand der Gegenseite auch registriert werden kann (vgl. Abb. S. 60), ist als Folge lokaler Vorgänge natürlich nicht zu erklären. Vielmehr wird die Temperaturänderung von Temperaturfühlern (Temperaturrezeptoren) wahrgenommen und über körperwärts gerichtete (afferente) Nerven zum Rückenmark gemeldet. Dort wird die Information auf einen zur Gegenseite verlaufenden (efferenten) Nerven übertragen, der an der gegenüberliegenden Hand eine Durchblutungsänderung bewirkt.

Die Funktionseinheit aus afferenten und efferenten Nerven nennen wir einen *Reflexbogen.* Da bei diesem Beispiel die Umschaltung im Rückenmark *(Spina)* erfolgt und gar nicht erst über das Zentralnervensystem im Gehirn läuft, spricht man von einem spinalen Reflexbogen.

Diese von einer zur anderen Seite des Körpers erfolgende Veränderung nennen wir eine *konsensuelle Reaktion.* Sie funktioniert auch von Arm zu Bein und von Bein zu Arm. Konsensuelle Reaktionen sind allerdings im Vergleich zur lokalen Reaktion schwächer.

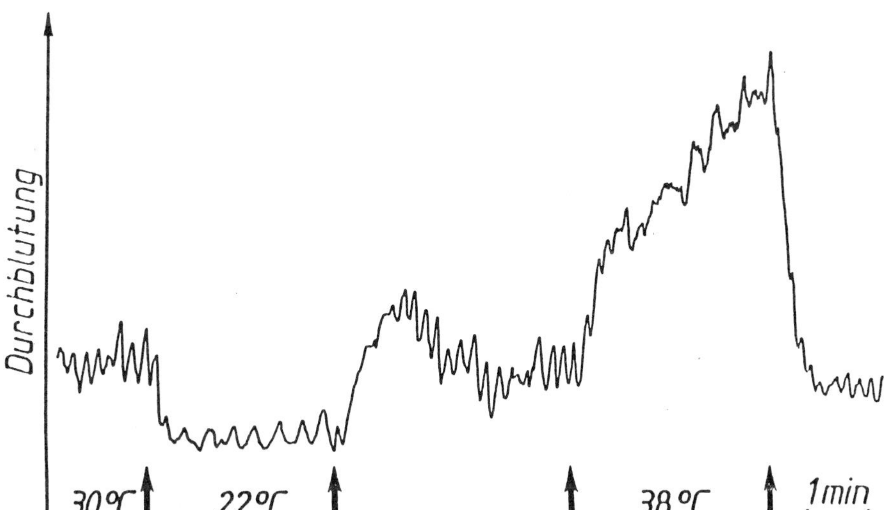

Lokale Durchblutungsreaktion auf Temperaturreize (nach Schnizer, 1986)

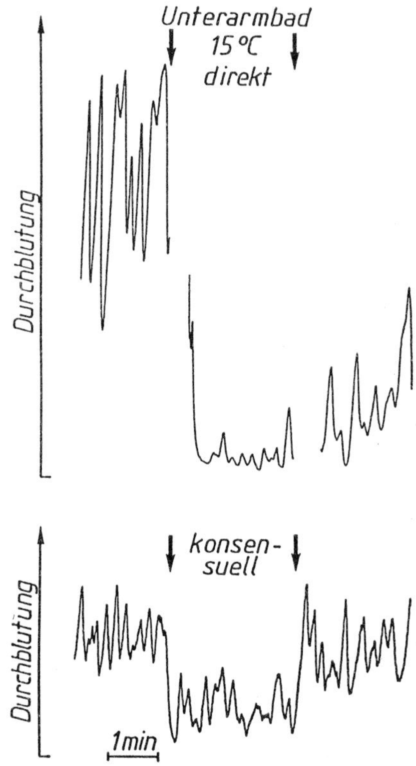

Konsensuelle Durchblutungsreaktion der rechten Hand bei Abkühlung des linken Unterarmes (nach Schnizer, 1986)

Temperaturreize an den Extremitäten zeigen darüber hinaus Effekte, die nur über eine Einbeziehung des Gehirns *(Cerebrum)* in die Reflexbögen erklärt werden können (cerebrale Reflexbögen). Es sind dies z. B. Veränderungen der Herzfrequenz und des Blutdrucks, Änderungen des Wachheitsgrades („kalte Füße schlafen nicht gern"), Veränderungen der Stimmung usw. Die Wirkungen sind durch die enge Verknüpfung vegetativer, emotionaler, affektiver und auch mentaler Zentren des Großhirns mit dem die Temperaturveränderung registrierenden Temperaturzentrum im Zwischenhirn bedingt.

(Es können hier nur die für die periphere Durchblutung wichtigen Temperaturfernwirkungen behandelt werden. Ähnliche Wirkungen sind auch von speziellen Hautzonen (Headsche Zonen) auf die inneren Organe auslösbar, z. B. durch heiße Packungen wie etwa den Kneippschen Heublumensack.)

Die Hydrotherapie setzt als Reiztherapie die noch vorhandene Fähigkeit zur Reizantwort, also noch belastungsfähige Funktionen voraus, die in diesem Fall nicht nur dem Patienten insgesamt, sondern speziell der zu behandelnden Extremität abverlangt werden müssen. Ist diese belastungsfähige Funktion in einem durchblutungsgestörten Bein nicht mehr vorhanden, ist bei direkten Lokalanwendungen äußerste Vorsicht geboten.

Hydrotherapie bei arteriosklerotischen Durchblutungsstörungen

Von Sebastian Kneipp selbst stammt die Mahnung, bei der Behandlung von Durchblutungsstörungen „die Saiten abzuspannen", von der „Strenge zur Milde, von großer Milde zu noch größerer Milde". Dies gilt insbesondere für die organischen Störungen, wie sie bei einer arteriellen Verschlußkrankheit vorliegen.

Nochmals: Lokale Anwendungen an der erkrankten Extremität sind nur bei guter Reaktionslage (Stadium IIa) erlaubt. Sie müssen „einschleichend", mit langsamer Steigerung erfolgen und dürfen keine Schmerzen verursachen. Als Regel gilt, daß der

kleinstmögliche noch wirksame Reiz der beste ist.
Bei fortgeschrittenen Erkrankungen (Stadium IIb—IV) sind lokale Anwendungen nicht erlaubt. Sie würden die noch vorhandene Durchblutungsreserve überfordern und damit bei gesteigertem lokalem Stoffwechsel die Sauerstoffnot noch vergrößern. In diesen Stadien kann man sich aber mit Vorteil der oben beschriebenen konsensuellen Reaktionen bedienen, indem man vorsichtig und einschleichend die Behandlung am gesunden Bein (falls vorhanden) der Gegenseite (kontralaterales Bein) durchführt oder sich der Fernteilanwendungen bedient.
Als konsensuelle Behandlungen des *gesunden* Beines kommen temperatursteigende Fußbäder, Wechselkniegüsse, Wechselschenkelgüsse, schließlich Wechselfußbäder mit Zusätzen von Fichtennadel- oder Heublumenextrakten in Frage.
Als Fernteilanwendungen, z. B. auch bei Erkrankung beider Beine, können Wechselsitzbäder, Wechselarmbäder, temperaturansteigende Armbäder zur Anwendung kommen. Letztere sind beim gleichzeitigen Vorliegen eines Bluthochdrucks oder einer coronaren Herzkrankheit mehrfach wirksam.
Organische (arteriosklerotische) Durchblutungsstörungen setzen beim behandelnden Arzt große Erfahrung voraus, da eine einzige „falsche" Anwendung das Schicksal eines erkrankten Beines besiegeln kann. Um so mehr sollte man von Experimenten in der Selbstbehandlung dringend Abstand nehmen. Aus diesem Grund werden hier auch keine Behandlungsschemata beschrieben.
Generell gilt: Je ungewohnter die Hydrotherapie nach Kneipp ist, je unberechenbarer die Reaktionen sind und je fortgeschrittener das Krankheitsstadium ist, um so mehr ist mit temperaturansteigenden Anwendungen, mit konsensuellen Anwendungen an der gesunden Extremität der Gegenseite und mit Fernteilanwendungen zu behandeln (Mensen).

Zusammenfassung

Die Kneipp-Therapie in der Kombination aus Bewegungstherapie und (gekonnter!) Hydrotherapie ist ein besonders geglücktes Konzept bei allen Durchblutungsstörungen, die noch nicht zu weit fortgeschritten sind. Sie kommt in den Stadien I bis IIa (mit Einschränkung IIb) besonders deshalb mit Vorteil zur Anwendung, da sowohl die Muskeldurchblutung (vorwiegend durch Bewegungstherapie) als auch die Hautdurchblutung (vorwiegend durch Hydrotherapie) günstig beeinflußt werden können. Dies ist deshalb von Bedeutung, weil sich Muskel- und Hautdurchblutung durchaus nicht immer gleichsinnig verhalten. Das heißt, eine verbesserte Muskeldurchblutung kann zu Lasten der Haut gehen und umgekehrt.

MEDIKAMENTÖSE BEHANDLUNG VON ARTERIELLEN DURCHBLUTUNGSSTÖRUNGEN

Mit der gleichen Fähigkeit, sorgfältig zu beobachten, mit der Sebastian

Kneipp seine Hydrotherapie entwickelte und stetig verfeinerte, baute er auch die Behandlung mit pflanzlichen Heilmitteln in sein Gesamtkonzept ein. Zu Recht wird auch heute noch die *Phytotherapie* als eine tragende Säule der Physiotherapie betrachtet.

Um Mißverständnissen vorzubeugen, muß darauf hingewiesen werden, daß die Kneippsche Phytotherapie (Therapie mit Arznei- und Heilpflanzen) nichts mit Homöopathie oder Anthroposophie zu tun hat. Auch die Verwendung stark wirksamer Drogen ist nicht Bestandteil der Kneipp-Therapie. Vielmehr ist die Verwendung milder pflanzlicher Wirkstoffe gemeint, die gleichwohl eine kontrollierbare Wirkung haben (darüber wacht auch der Gesetzgeber). Die Milde der Kneippschen Pflanzenheilkunde wird begleitet von einer praktisch vollständigen Nebenwirkungsfreiheit.

Es ist allerdings ein Irrtum anzunehmen, daß der Kneipp-Arzt auf die sog. „schulmedizinischen" Arzneien aus Gründen irgendeiner Ideologie vollständig verzichten würde. Allerdings versucht er vernünftigerweise, durch die Anwendung des ganzheitlichen Therapiekonzeptes, wo immer es geht, stark wirksame, nebenwirkungsreiche Medikamente einzusparen. Wir nennen das „Substitution".

Nach diesen, wegen möglicher Mißverständnisse notwendigen Vorbemerkungen müssen wir noch einige allgemeine Überlegungen zur medikamentösen Behandlung von arteriosklerotischen Gefäßleiden anstellen.

Das Stromvolumen (Flüssigkeitsmenge pro Zeiteinheit), mit dem eine Flüssigkeit (Blut) ein Rohr (Schlagader) passieren kann, verhält sich proportional zum treibenden Druck (Druckdifferenz zwischen Anfang und Ende des Rohres), zur Weite des Rohres (Radius des Gefäßquerschnittes) und zur Fließfähigkeit (Viskosität) der Flüssigkeit, sowie umgekehrt proportional zur Länge des Rohres.

Mit anderen Worten: Je höher der Blutdruck, je weiter die Schlagader und je dünnflüssiger das Blut, desto mehr Blut kann pro Minute eine Arterie passieren. Das gilt sowohl für die einzelne normale oder eingeengte Arterie, als auch für das gesamte Netzwerk der Umgehungsgefäße bei einem Arterienverschluß.

Dies läßt sich auch ohne weiteres in einer physikalischen Formel für die Hämodynamik von Netzwerken aus der Strömungslehre zusammenfassen (*Hagen-Poisseuillesches* und *Ohmsches Gesetz*).

$$\frac{dV}{dt} = \frac{\Delta p \cdot \eta \cdot \pi r^4}{8 \cdot l} \quad ml/sec^{-1}$$

$\frac{dV}{dt}$ = Stromvolumen
Δp = Blutdruck
η = Viskosität des Blutes
πr^4 = Weite des Gefäßquerschnittes
l = Länge des Gefäßes

Die Darstellung dieser Formel soll nicht vom Weiterlesen abschrecken, sondern sie demonstriert auf einfachste Weise, welche Möglichkeiten bestehen:

1. Die Anhebung des Blutdrucks kommt höchstens für Patienten mit niederem Blutdruck in Frage, bei allen anderen würde ein künstlich erzeugter Bluthochdruck viel mehr negative als positive Folgen haben.

2. Die Erweiterung des Gefäßquerschnitts wäre, da der Radius des Rohres in der 4. Potenz in die Gleichung eingeht (r^4), die wirkungsvollste Maßnahme. Dies kommt auch den Patienten zugute, die wegen eines Gefäßleidens operiert werden können oder bei denen eine Katheterdilatation in Frage kommt. Allerdings ist dies nur in etwa 30 bis 40 Prozent der Fälle möglich.
Die Beseitigung einer erheblichen Einengung oder eines chronischen Arterienverschlusses mit Medikamenten ist nicht möglich. Man kann eine verkalkte Arterie nicht wie eine Bierleitung mit Salzsäure freispülen. Es gibt leider auch keine medikamentöse Möglichkeit, die Ausbildung von Kollateralen zu fördern.
Allerdings gibt es hervorragend wirksame Medikamente, die muskelhaltige Arterien zu erweitern vermögen. Auf diese Substanzen wurde viele Jahre lang die ganze Hoffnung der medikamentösen Behandlung gesetzt. Leider meist mit nur geringem oder keinem Erfolg, weil zwar gesunde, aber arteriosklerotische Arterien kaum oder gar nicht erweitert werden können. Auch wenn Medikamente oft chemisch hochkompliziert gebaute Substanzen sind, sind sie doch meist ziemlich „dumm“. In unserem Fall wirken sie überall da, wo es nicht notwendig ist, nämlich an den gesunden Gefäßen, aber nicht an den kranken. Folge davon kann ein absinkender Blutdruck sein und damit möglicherweise eine weitere Verschlechterung der gestörten Durchblutung.

3. Hinsichtlich seiner Fließfähigkeit ist Blut wahrlich keine normale Flüssigkeit, sondern ein besonderer Saft. Blut ist eine Aufschwemmung (Suspension) von festen Bestandteilen (Blutkörperchen) in einer Flüssigkeit (Blutplasma). Die Fließfähigkeit des Blutes hängt ab von der prozentualen Verteilung zwischen beiden, dem Gehalt des Plasmas an *Fibrinogen,* der Vorstufe des Gerinnungsfaktors *Fibrin,* sowie von der Fließgeschwindigkeit. Je langsamer Blut fließt, desto zähflüssiger wird es. Damit ergibt sich ein weiteres Problem bei Durchblutungsstörungen, indem die ohnehin reduzierte Durchblutung bei langsamen Flußgeschwindigkeiten durch die zunehmende Zähflüssigkeit des Blutes endgültig beschränkt werden kann. Der Sauerstoffmangel verstärkt sich und führt zur Ansammlung saurer Stoffwechselprodukte in den kleinsten Gefäßen der Gewebe, was wiederum die elastischen Eigenschaften der Blutkörperchen, welche die Kapillaren nur unter Verformung passieren können, reduziert. Außerdem neigen Blutkörperchen im sauren Milieu zum Zusammenklumpen. Dieser Teufelskreis kann damit enden, daß trotz eines noch erhaltenen Durchblutungspotentials einer geschädigten größeren Arterie ein Stillstand der Durchblutung in der Endstrombahn eintritt: Das Gewebe geht zugrunde.
Diese Zusammenhänge erkannt zu haben war ein großer Fortschritt, weil Medikamente entwickelt werden konnten, die die ungünstigen Veränderungen von Blutkörpercheneigenschaften in saurer Umgebung (Elastizitätsverlust, Zusammenklumpen) reduzieren können. Werden solche Medikamente in den Stadien IIa/b als Infusion verabreicht und mit einem intensiven Gehtraining kombiniert, kommt es zu einem

schnellen und ausgeprägten Zuwachs an schmerzfreier Gehstrecke. In den Stadien III und IV kann über die Erhaltung des Status quo hinaus leider meist nur eine bescheidene Besserung erzielt werden. Bei oraler Anwendung ist die Wirksamkeit gering.
Eine weitere erfolgreiche Variante konnte sich aus mehreren Gründen nie weit verbreiten. Sie besteht in der dosierten Entfernung von Fibrinogen aus dem Blut durch therapeutische Anwendung des Giftes der malaiischen Grubenotter.

Eine neue Qualität der medikamentösen Behandlung von Durchblutungsstörungen auch fortgeschrittener Stadien scheint durch neue Substanzen (Prostaglandin E 1) erreichbar zu sein, die erstmals den Zustand der Gefäße *und* des Blutes als *Gesamtsystem* erfassen, indem insbesondere bei Injektion in die erkrankte Arterie ein gefäßerweiternder Effekt und eine die Fließfähigkeit des Blutes verbessernde Wirkung gemeinsam auftreten. Mit z. T. erheblichen Nebenwirkungen muß allerdings gerechnet werden. Eine endgültige Beurteilung ist noch nicht möglich.

Naturheilkundliche Aspekte der medikamentösen Therapie

Auch unter den Heilmitteln des Kneippschen Heilpflanzenschatzes finden sich natürlich keine Substanzen, die eine Stenose oder einen Verschluß beseitigen oder die Bildung eines Umgehungskreises fördern könnten.
Für die Verbesserung der Fließeigenschaften des Blutes bietet die naturheilkundliche Betrachtungsweise jedoch einige interessante Aspekte:

1. Ungünstige Fließeigenschaften des Blutes entstehen, wenn der Anteil der Blutkörperchen gegenüber den flüssigen Bestandteilen prozentual zunimmt. Dies geschieht bei älteren Menschen oft allein dadurch, daß sie zuwenig trinken. Wenn andere Erkrankungen nicht dagegensprechen, sollten ältere Menschen dringend dazu angehalten werden, mindestens 2 bis 2,5 Liter täglich zu trinken.

2. Die Erkenntnisse über das Fließverhalten des Blutes haben dem guten alten *Aderlaß* zu neuer Geltung verholfen. Entfernt man per Aderlaß einen halben Liter Blut, versucht der Körper, die zirkulierende Gesamtblutmenge dadurch wieder zu normalisieren, daß Gewebsflüssigkeit in die Adern strömt. Der Nachschub an Blutkörperchen dauert länger, so daß sich für eine gewisse Zeit relativ mehr dünnflüssiges Blutplasma im Blutkreislauf befindet. Weil nur vorübergehend wirksam, muß ein Aderlaß öfters wiederholt werden. Eine Verstärkung seines Effektes kann dadurch erzielt werden, daß man parallel zum Aderlaß die zirkulierende Blutmenge durch Infusion einer Flüssigkeit konstant hält.
Auch diese Methode ist in Kombination mit dem Gehtraining besonders wirksam.

3. Eine echte pflanzenheilkundliche Bereicherung der Therapiemöglichkeiten bietet die Behandlung mit Extrakten aus Gingko Biloba, einem in Asien heimischen, aber auch bei uns gedeihenden Baum. Gingko-Extrakte haben die Fähigkeit, den Elastizitätsverlust und die Klumpungsneigung von Blutkörperchen im durchblutungsgestörten Gebiet zu reduzieren. Sie zeichnen sich durch eine hervorragende Verträglichkeit aus, nennenswerte Nebenwirkungen sind nicht bekannt.

Fassen wir die bisherigen Ausführungen zur Therapie zusammen, kommen wir zu dem Ergebnis, daß von den Kneippschen physiotherapeutischen Methoden insbesondere die Bewegungstherapie in den Stadien I—IIb eine allgemein anerkannte und überragende Bedeutung hat. Sie kann durch hydrotherapeutische Anwendungen wirksam ergänzt werden. Der phytotherapeutische Beitrag zur medikamentösen Behandlung ist jedoch begrenzt. Wie alle anderen bisher beschriebenen Behandlungsmethoden stellen aber auch diese im Grunde nur eine symptomatische Beeinflussung von Beschwerden dar. Eine kausale Therapie müßte zum Ziel haben, über die Linderung von Beschwerden hinaus die Grundkrankheit Arteriosklerose zu beseitigen.

KANN MAN EINE ARTERIOSKLEROSE HEILEN?

Auf die Entstehung und den möglichen Verlauf einer Arteriosklerose sind wir bereits eingegangen.
Als wichtigstes Problem ergibt sich daraus die Frage: Ist die Arteriosklerose, die parallel zur Alterung des Gesamtorganismus und insbesondere zur Alterung seiner Gefäße als prinzipiell fortschreitende Veränderung aufzufassen ist, überhaupt rückbildungsfähig? Ist dies je sicher beobachtet worden? Gibt es dafür Beispiele in der Natur?
Der bekannte Verhaltensforscher Vitus B. Droescher berichtet uns in einer lesenswerten Zusammenfassung von Ergebnissen der Verhaltensforschung bei Tieren ein Beispiel aus der Natur: Wenn Regenbogenforellen, die im Meer leben, aber in Quellgebieten von Flüssen laichen, sich auf ihren Hunderte Kilometer langen Weg flußaufwärts zu ihren Laichplätzen begeben, zeigen sie unterwegs alle Anzeichen einer dramatischen Alterung, die das Skelettsystem ebenso betrifft wie etwa die Haut. Das Blutgefäßsystem der Fische verändert sich im Sinne einer schweren Arteriosklerose. Nach der Fortpflanzung schwimmen sie flußabwärts. Dabei ereignet sich auf wunderbare Weise etwas, was ohne Beispiel in der Natur ist: Alle Alterungsvorgänge bilden sich zurück, und wenn die Fische das Meer erreichen, sind sie fast wieder so jugendlich wie am Beginn ihrer Reise. Dieser Vorgang wiederholt sich im Leben der Forellen mehrfach. Der Autor beschließt die Schilderung dieser Beobachtung mit den Worten: „Wenn wir wüßten, wie diese Tiere das machen, wäre das Problem der Arteriosklerose vermutlich gelöst."
Das ist der Haken, wir wissen es nicht. Noch ist die Pille für eine Verlängerung des Lebens nicht gefunden. Die Fähigkeit, Alterungsprozesse rückgängig zu machen, beschränkt sich derzeit darauf, das Grauwerden der Haare einer bestimmten Mäuseart zurückzubilden ...
Wenn es also schwierig zu sein scheint, eine bestehende Arteriosklerose zurückzubilden, stellt sich

als nächstes die Frage, ob sie denn verhindert werden kann.

WAS ES ALLES GIBT ...

Immer, wenn die Wissenschaft ein Problem zu lösen hat, das viele, wenn nicht alle Menschen betrifft, führt sie intensive Bevölkerungsstudien durch. Sie untersucht, ob sich Bevölkerungsgruppen mit unterschiedlichen Lebens- und Verhaltensweisen in ihrem Krankheitsspektrum unterscheiden oder umgekehrt. Dabei stößt man auf hochinteressante Fragen:

- Weshalb ist der Herzinfarkt bei den Eskimos so gut wie unbekannt?
- Weshalb leben die Angehörigen der Sekte der Siebentages-Adventisten länger als ihre Mitbürger in den USA?
- Weshalb sind die Rotchinesen durchwegs gut genährt und haben doch viel weniger arteriosklerotische Erkrankungen als ihre Landsleute in Hongkong?
- Weshalb waren auch bei uns in den Mangelzeiten der unmittelbaren Nachkriegsära Gefäßerkrankungen so gut wie unbekannt?
- Weshalb ist die Sterblichkeit der Einwohner von Nordkarelien an Gefäßerkrankungen wesentlich höher als die ihrer finnischen Mitbürger?

Die Erforschung der Ursachen für diese Tatsachen führte zu einer vollständigen Bestätigung des Konzepts von den Risikofaktoren. Zum Beispiel: Eskimos ernähren sich sehr fettreich, aber fast ausschließlich mit Fisch und Fischprodukten, die einen sehr hohen Anteil an ungesättigten Fettsäuren enthalten und nicht zu Fettstoffwechselstörungen führen.
Die Siebentages-Adventisten rauchen nicht, trinken nicht und leben überwiegend (nicht alle) vegetarisch.
Die Rotchinesen ernähren sich überwiegend eiweißreich mit schlackenreicher Kost pflanzlicher Herkunft. Tierische und Molkereiprodukte treten in den Hintergrund. Die geringe Mechanisierung der Arbeit und der niedrige Motorisierungsgrad führen zu einer erheblich höheren körperlichen Aktivität, als bei uns üblich ist. Ohne daß die Chinesen Hunger leiden würden, sind dadurch die Cholesterinspiegel in ihrem Blut so niedrig, wie sie bei uns *mit* Hunger in den Nachkriegsjahren waren. Damit sind sie auch viel niedriger als bei den Hongkong- und Taiwan-Chinesen, die einen westlichen Lebensstil übernommen haben.
Infolge des hohen Kochsalzgehaltes der Nahrung treten in Nordchina jedoch mehr Hochdruckkrankheiten und Schlaganfälle auf als in den anderen Regionen des Landes.
Als die Sterblichkeit der Bewohner Nordkareliens an Gefäßerkrankungen katastrophale Ausmaße annahm und etwa die Hälfte der erwachsenen Männer Anzeichen einer Herzinfarktgefährdung zeigten, setzte die finnische Regierung eine Untersuchungskommission ein, die herausfand, daß die Ernährung der Bevölkerung außergewöhnlich fettreich, die Bluthochdruckkrankheit wesentlich häufiger als in anderen Landesteilen und der Anteil der Raucher

ungewöhnlich hoch waren. Eine über Jahre laufende Informationskampagne, die der Ausschaltung dieser Risikofaktoren dienen sollte, hat inzwischen dazu geführt, daß der rasante Anstieg der Herzinfarkte gestoppt und die Schlaganfälle um 40 Prozent reduziert werden konnten.

Für alle bekannten Risikofaktoren konnten inzwischen in experimentellen Untersuchungen und Verlaufs- oder Behandlungsstudien eindeutige Beweise erbracht werden, daß sie an der Entstehung und Beschleunigung der Arteriosklerose beteiligt sind.

Vorbeugen ist besser als Heilen! In diesem Sinne verstehen wir die Beschäftigung mit den Risikofaktoren als vorbeugende (präventive) Maßnahmen.

Die Vermeidung von Risikofaktoren wird als *primäre*, die Beseitigung vorhandener Risiken als *sekundäre Präventation* bezeichnet. Der Ausdruck *tertiäre Prävention* soll den Betroffenen die Gewißheit vermitteln, daß auch der bereits an Gefäßleiden erkrankte Mensch Gewinn aus entsprechenden Gesundheitsbemühungen ziehen kann.

KNEIPP-THERAPIE UND PRÄVENTION

„Saufen wollen sie alle, aber sterben will keiner", pflegte Sebastian Kneipp zu sagen. In der ihm eigenen herzhaft-schwäbischen Art drückte er damit aus, was der Schriftsteller und Arzt Peter Bamm philosophischer folgendermaßen formulierte: „Wie wenig ist es im Grunde, was der Erzengel an der Pforte des Paradieses dem Menschen auferlegt hat, im Vergleich zu dem, was er selber in seiner Verblendung sich antut".

Ernährungstherapie

Vermutlich aus der Beobachtung, daß die sich karg ernährende und körperlich hart arbeitende Landbevölkerung seiner Heimat in mancherlei Hinsicht gesünder war als ein Teil seiner aus der „feinen Gesellschaft" stammenden, überernährten und bewegungsarmen Kundschaft, veranlaßte Kneipp, die gesunde Ernährung zu einem wichtigen Bestandteil seiner Therapie zu machen. Ohne exakte Kenntnisse von Ernährungsphysiologie, die es damals gar nicht gab, kam er daher zu der Empfehlung, bei der Ernährung zum Einfachen zurückzukehren. Die damals damit verbundenen konkreten Hinweise kommen den heutigen Vorstellungen einer gesunden Vollwerternährung erstaunlich nahe.

Die Beobachtung, daß bei uns Fettstoffwechselstörungen (Cholesterinwerte über 200 mg/dl) sehr oft mit Übergewicht einhergehen, andererseits die Tatsache, daß eine außerordentlich häufige Sonderform der Zuckerkrankheit, der sog. Altersdiabetes (ab 40 Jahre), streng gewichtsabhängig verläuft, zwingen zu der Schlußfolgerung, daß primäres Ziel einer Ernährungsbehandlung die *Normalisierung des Körpergewichtes* sein muß.

Vordringlich wird daher als Grundempfehlung gelten müssen, das Körpergewicht durch eine verminderte Kalorienzufuhr zu reduzieren. Dabei ist bei nachgewiesenen speziellen Stoffwechselstörungen eine besondere Zusammensetzung der Nahrung notwendig. Es ist hier nicht der Ort, umfangreiche diätetische Ratschläge zu vermitteln. Wir wollen uns daher auf die Weitergabe grundsätzlicher Empfehlungen beschränken:

- *Für alle:* Die richtig zusammengestellte Ernährung enthält als Bausteine und Energielieferanten Eiweiß, Fett und Kohlenhydrate neben Vitaminen, Mineral-, Ballaststoffen und Wasser. Sie muß in ihrer Menge der körperlichen Tätigkeit angepaßt sein.
- *Für Übergewichtige:* Übergewichtige müssen mittels Ernährungsumstellung die Kalorienzufuhr solange beschränken, bis sie innerhalb der normalen Bandbreite ein der Körpergröße entsprechendes Gewicht erreicht haben (Körpergröße in cm minus 100 cm ±10% = Normalgewicht in kg).
- *Für Normalgewichtige:* Normalgewichtige, stoffwechselgesunde Menschen können sich im Rahmen einer vollwertigen Ernährung einen gewissen individuellen Spielraum gönnen. Bevorzugen sie Milchprodukte, sollten sie den Verzehr fetter Fleisch- und Wurstsorten einschränken. Liebhaber von Fleischprodukten reduzieren dafür den Genuß fetter Milcherzeugnisse.
- *Für Untergewichtige:* Untergewichtige Herz-Kreislauf-gesunde Menschen ohne Stoffwechselstörungen dürfen essen, was sie wollen.
- *Für Stoffwechselkranke:* Patienten mit Fettstoffwechselstörungen, Zuckerkrankheit, Gicht oder bestimmten Formen der Fettsucht sollten eine entsprechende Diät einhalten. Dies ist besonders wichtig, wenn eine familiäre Belastung mit Gefäßerkrankungen oder das Leiden selbst vorliegen. Die Hoffnung, die Diät durch Einnahme von Medikamenten ersetzen zu können, ist trügerisch.
- *Für Hochdruckkranke:* Bei Übergewicht ist eine Gewichtsnormalisierung anzustreben. Der Kochsalzverbrauch sollte drastisch reduziert werden (unter 5 gr/Tag).
- *Und nochmals für alle:* Jeder Erwachsene sollte durch eine angemessene Ernährung einen Cholesterinspiegel anstreben, der unter 200 mg/dl (Milligramm pro Deziliter Blut) liegt (in Anlehnung an Schettler).

Wer wirklich willens ist, sich solche Leitsätze zu eigen zu machen, wird bei der Beschäftigung mit Ernährungsplänen und Nährwerttabellen feststellen, daß für eine abwechslungsreiche und auch wohlschmeckende Ernährung viel Spielraum bleibt. Um dies erfahrbar zu machen, gehört zur Ernährungsbehandlung im Rahmen der Kneipp-Therapie nicht nur die Abgabe einer gesunden Kost, sondern auch die entsprechende Beratung.

Essen soll Spaß machen, darin liegt ja die Gefahr. Denn das unterscheidet den Menschen z. B. vom Rindvieh, das auf einer saftig grünen Wiese wie im Freßparadies lebt und doch nicht mehr frißt, als zum Sattwerden nötig ist.

Essen muß auch Spaß machen, weil wir uns an appetitlichen Speisen als an einem Stück Lebensqualität und nicht an Kalorien erfreuen wollen. Aber Lebensqualität wird — nicht nur beim Essen — von der Mäßigkeit der Lebensführung bestimmt, bei der eine kleine „Sünde“ korrigierbar ist, aber nicht die Aneinanderreihung von Ausschweifungen.

Bewegungstherapie

Die Bedeutung der Bewegungstherapie als gezielte Behandlung von Durchblutungsstörungen haben wir bereits kennengelernt. Bei den Überlegungen zur Vorbeugung oder Reduktion einer Arteriosklerose hat die Bewegungstherapie aber eine noch viel umfassendere Bedeutung.
Abgesehen von der unbestreitbaren Tatsache, daß regelmäßige sportliche Betätigung Gelenkbeweglichkeit, Muskelkraft, Ausdauer und Geschicklichkeit bis ins hohe Alter zu erhalten und damit ein Stück Lebensqualität zu bewahren vermag, hatte Sebastian Kneipp wohl wiederum am Beispiel seiner hart körperlich arbeitenden Landbevölkerung bestätigt gefunden, was der schon erwähnte Ch. W. Hufeland mit dem Satz beschrieben hatte: „Die Erfahrung lehrt, daß die Menschen am ältesten geworden sind, die anhaltende und starke Bewegung ... haben."
Und in der Tat konnte die Wertigkeit einer regelmäßigen körperlichen Betätigung zur Vorbeugung und zur Eindämmung der Arteriosklerose in vielfältigen Untersuchungen bestätigt werden. Heute kennt man auch die Wirkungsgrundlage genau.
Das geringste Risiko, innerhalb eines bestimmten Zeitraumes einen Herzinfarkt zu bekommen, haben Langstreckenläufer, das höchste „gemütlich" und unsportlich lebende Männer aus überwiegend geistigen Berufen, fanden Sportärzte heraus. Dies gilt für Gesunde. Deswegen muß nicht jeder gleich zum Marathonläufer werden! Untersuchungen des Fettstoffwechsels unter körperlicher Betätigung zeigen, daß Langstreckenläufer zwar die deutlichste Senkung der Neutralfette haben, daß ihnen aber Personen, die nur wenige Kilometer pro Tag laufen oder auch nur stramm spazierengehen, nicht viel nachstehen. Neben den Neutralfetten reagieren auch die beim Cholesterinstoffwechsel bedeutsamen HDL- und LDL-Lipoproteine im Sinne einer Änderung der Gesamtlage. Während das LDL als ausgesprochen atherogen, also sklerosefördernd, gilt, wirkt das HDL wie ein Schutzfaktor. Bei sportlichem Training verschiebt sich das Verhältnis der beiden zugunsten des HDL, ebenso bei einer Gewichtsreduktion.
Allerdings ist dieser Effekt nur bei *Ausdauersportarten* zu erwarten: Langlauf, stramme Spaziergänge, Schwimmen und Radfahren. Wenn es nicht Zufall war, war es geniale Intuition: Sebastian Kneipp war Gründungsmitglied des Wörishofener Radfahrvereins!
Positive Auswirkungen hat Ausdauersport auch bei mildem Bluthochdruck, sowie wegen des hohen, vorwiegend durch Zucker gedeckten Energieverbrauchs bei Muskelarbeit auch bei der Zuckerkrankheit. Insgesamt vermag Ausdauersport Risikofaktoren zu vermeiden oder zu beseitigen, zumindest aber das Risikoprofil günstig zu beeinflussen. Für ältere Menschen und solche mit schon vorhandenen arteriosklerotischen Schäden gilt das genauso, nur sollten sie sich bei der Aufstellung eines Trainingsplanes unbedingt ärztlich beraten lassen. Fettsüchtige müssen zuerst diätetisch behandelt werden und abnehmen, um ausreichend leistungsfähig zu werden. Außerdem

wäre es ein Fehler zu glauben, durch sportliche Betätigung könne man die Ernährungssünden abbüßen. Um die Kalorienzahl einer normalen Flasche Bier wieder abzuarbeiten, muß ein Langläufer 5 km in 20 Minuten zurücklegen!
Ist jedoch die Gewichtsreduktion gelungen, ergänzen sich Diät und Sport in idealer Weise.
Fassen wir zusammen: Soweit die Risikofaktoren

- Fettstoffwechselstörung,
- Zuckerkrankheit,
- Bluthochdruck und
- Gicht

mit einer Fettsucht vergesellschaftet sind, ist eine Gewichtsnormalisierung durch beschränkte Kalorienzufuhr die wichtigste ernährungstherapeutische Maßnahme. Die gleichzeitige Bewegungstherapie in Form ausdauersportlicher Betätigung unterstützt den Effekt einer solchen Diät nachhaltig. Insbesondere für alle Formen der Fettstoffwechselstörung gilt, daß eine medikamentöse Therapie erst dann angezeigt ist, wenn nach Gewichtsnormalisierung noch behandlungsbedürftige Normabweichungen erkennbar sind. Bei der Zuckerkrankheit, dem Bluthochdruck und der Gicht wird der Arzt in dieser Hinsicht individueller entscheiden müssen.

Die zentrale Bedeutung der Normalisierung des Körpergewichtes festzustellen ist eine Sache, die Durchsetzung dieser Forderung in der Praxis eine andere. Verzicht auf Nahrung bedeutet für viele Menschen Verzicht auf Lebensfreude. Wo psychische Gründe für ein gesteigertes Eßverlangen vorliegen, wo jemand aus psychischen Konflikten, aus Angst, Not und Verzweiflung, „frißt", wo soziale oder familiäre Spannungen zum Kummerspeck werden, ist es mit dem Hinweis auf die rein körperliche Notwendigkeit der Gewichtsreduktion nicht getan. Rückfälle sind hier genauso häufig wie beim Zigarettenrauchen, vom dem Mark Twain bekanntlich sagte, er kenne nichts Leichteres, als sich das Rauchen abzugewöhnen, er habe es mindestens tausendmal geschafft ...
Das Heidelberger Infarktzentrum mußte feststellen, daß die Rückfallquote für Ernährungsstörungen und Rauchen auch nach dem einschneidenden Erlebnis des ersten und sogar des zweiten Herzinfarktes erschreckend hoch ist.
Wo seelische Ursachen Fehlverhalten und körperliche Störungen verursachen, darf es mit dem Hinweis auf einen korrekturbedürftigen Laborwert nicht sein Bewenden haben. Das ist ebenso klar, wie die Erfahrung lehrt, daß es sinnlos ist, die Menschen mit erhobenem Zeigefinger mit den Folgen ihres Fehlverhaltens ängstigen zu wollen.

Ordnungstherapie

Sicher lag es für Sebastian Kneipp als Priester nahe, den Menschen als Einheit aus Körper und Seele zu betrachten. Er war auch gewiß nicht der erste, der dies tat. Schon Hippokrates formulierte: „Krankheit ist alles, woran der Mensch leidet", und er meinte damit den ganzen Menschen in seiner leiblichen, seelischen und sozialen Dimension.
Kneipp jedoch lebte in einer Zeit, in der die Medizin ihre naturwissenschaftliche Basis zu entdecken be-

gann und dabei die Seele aus dem Auge verlor; wo der großartige Entdecker der Zellularpathologie, Rudolf Virchow, die Existenz der Seele leugnete, weil er bei zahlreichen Sektionen nie eine Spur davon gefunden hatte; wo über das Vergessen der Seele hinaus eine bis heute wirkende Entwicklung begann, durch die auch der Körper des Kranken „zerstückelt" wurde in Hoheitsgebiete, die die diversen Organspezialisten bis heute mit aller Macht verteidigen.

Für Kneipp hieß Ordnung schaffen im Sinne der Ordnungstherapie, den Körper des Menschen zu heilen, indem man ihn mit seiner Seele in Einklang führt. Ein für einen Seelsorger verständlicher Standpunkt.

Für den Arzt heute muß „Ordnung schaffen" zuerst bedeuten, den „zerstückelten" Körper wieder zu einem Ganzen zusammenzufügen und ihm auch seine Seele zurückzugeben. Oder, wie die moderne Psychosomatik definiert, dem „ES" (der biologischen Natur) das „ICH" zurückzugeben (v. Uexküll).

Welche der beiden Formulierungen man bevorzugt, ist eine Frage des Standpunktes. Kneipps Standpunkt war der des katholischen Priesters. Indem auch wir spüren, daß zur menschlichen Existenz mehr gehört, als das, was wir sehen und in Zahl und Maß fassen können, werden wir gezwungen, in der Krankheit mehr als eine Normabweichung von Meßwerten zu sehen. So wird auch der Arzt gezwungen, einen Standpunkt zu beziehen, von dem aus er begreift, daß er zwar Schmerzen lindern, aber die Krankheit nicht heilen kann, wenn er den Kranken mit seiner „Hilfe" wie mit einem Panzer überrollt und dabei vergißt, daß er seinem Patienten zusammen mit dem Leiden nach dessen Verständnis sogar im letzten die Existenzberechtigung entziehen kann, weil der Kranke vielleicht alle Mißerfolge und Niederlagen seines Lebens auf sein Kranksein projiziert.

Indem wie akzeptieren, daß mancher Kranke nicht nur mit, sondern auch *von* seiner Krankheit lebt, werden wir verstehen, daß wir mit reiner Rationalität einer gestörten Seele, einem gestörten Verhalten nicht gegenübertreten können.

Wir benötigen einen viel weiter gefaßten Therapieansatz. Ob wir dies Ordnungstherapie, Psychotherapie oder Psychosomatik nennen, ist völlig gleichgültig.

Ärzte können sich in der Betreuung von Gefäßpatienten um diese Erweiterung des Therapieansatzes nicht herumdrücken, da die Ergebnisse der Heidelberger und anderer Studien das tatsächliche Scheitern der routinemäßigen „Sprechstunde" bedeuten.

Im Sinne der Kneippschen Ordnungstherapie ist das dazu am besten geeignete Instrument das wirklich menschlich zugewandte ärztliche Gespräch als Mittel eines ganzheitliches Vorgehens. Ausgangspunkt ist ein kooperatives Verhältnis zwischen Arzt und Patient mit dem Ziel, die Besinnung auf das eigene Ich durch ärztliche und menschliche Zuwendung zu fördern.

Ist das vertrauensvolle ärztliche Gespräch erst zustandegekommen, kann es in eine Kranken-Führung münden, die den Patienten schließlich als mündigen Menschen in die Selbsthilfe behutsam entlassen kann; ärztliches Gespräch und Kranken-

Führung also im Sinne einer verstehenden Information durch den Arzt mit dem Ziel der Bereitschaft des Kranken, sich leiten und informieren zu lassen, über sich selbst nachzudenken, zu Ruhe und Besinnung zu kommen. Dies alles bedeutet eine *patientenorientierte Medizin,* durch die der Arzt als beteiligter Beobachter die Mündigkeit des erkrankten Menschen fördert.

Gerade bei Sklerose-Patienten gehören dazu intensive Gespräche, die, einzeln geführt, oder in Gruppen zur Aufklärung der seelischen Hintergründe ebenso beitragen, wie sie die Aufdeckung der alltäglichen Versuchungen erleichtern, die das Bemühen um den Abbau von Risiken immer wieder scheitern lassen.

Die Weitergabe von notwendigem Fachwissen und hilfreichen Verhaltensänderungen wird oft durch *Gruppentherapie* erleichtert. Dort entwickelt sich oft eine Atmosphäre des Vertrauens und der Offenheit, die auch die Bearbeitung der zugrundeliegenden Probleme ermöglicht. Solche Gesprächstherapiegruppen, in denen auch Entspannungsübungen (Autogenes Training, Eutonie, Yoga usw.) und ein körperliches Training betrieben werden, haben sich besonders für Coronarkranke, Beinkranke, Raucher, Diabetiker und Übergewichtige bewährt. Sie stehen unter ärztlicher Leitung. Bei lange bestehenden und gefestigten Gruppen kann sich der Arzt nach und nach oder von Zeit zu Zeit zurückziehen, so daß eine Selbsthilfegruppe entsteht.

Daß eine solchermaßen erweiterte Therapie nicht nur unter somatischer Betrachtungsweise Vorteile bietet, sondern — vielleicht zunächst mühsam durch Beschäftigungstherapie gefördert — auch in eine auffallende Steigerung der allgemeinen Kreativität der Beteiligten münden kann, wie es Schettler in Heidelberg beobachtete, ist ein Hinweis darauf, daß nicht nur eine Therapie der Normabweichung, sondern des ganzen Menschen mit Leib, Geist und Seele gelungen ist.

Schlußfolgerung

Eine arteriosklerotische Durchblutungsstörung ist eine Erkrankung, die aufgrund vorhandener Risikofaktoren entsteht, sich weiterentwickelt und zur potentiell lebensbedrohenden Krankheit führen kann. Diese Risiken sind nur zum allergeringsten Teil vererbt, sie beruhen auf zivilisatorischen Einflüssen. Wenn wir diesem im Grunde entschuldigenden Wort zu Leibe rücken, müssen wir erkennen, daß zu dem Risiko die „Zivilisation“ durch ein Überangebot an Verlockungen, Reizen und auch Freizeit sehr wohl beiträgt. Zudem ist Fehlverhalten oft genug Ausdruck tiefgreifender seelischer Konflikte.

Behandlung des Leidens „Durchblutungsstörungen“ heißt also: *Linderung der Beschwerden, Abbau der Risiken und Aufklärung und Behandlung der zugrundeliegenden Probleme.* Die seit über hundert Jahren bestehende komplexe Physiotherapie nach Kneipp erfüllt diese Voraussetzungen durch ihren umfassenden Therapieansatz auch heute noch in idealer Weise, ja gerade heute mehr denn je.

Die Bewegungstherapie in Form des Gehtrainings oder der Gefäßgymnastik greift direkt in die körpereigenen kompensatorischen Vorgänge ein. Die Hydrotherapie unterstützt diese Vorgänge wirksam, phytotherapeutisch stehen durchblutungsfördernde, nebenwirkungsfreie Medikamente zur Verfügung; insbesondere sind Phytotherapeutika aber zur Erhaltung und Förderung des seelischen Gleichgewichtes segensreich einsetzbar (Baldrian, Hopfen, Johanniskraut etc.). Ernährungstherapie und Trainingsbehandlung greifen ihrerseits wiederum bei den zugrundeliegenden Risikofaktoren kausal ein. Dies geschieht auf der Basis der Wiederherstellung der gestörten Wesenseinheit Körper—Geist—Seele durch eine ganzheitliche Betreuung des Menschen (Ordnungstherapie).

Die bereits zitierte Auffassung der frühen Kneippärzte bestätigte im Jahre 1964 der bekannte Innsbrucker Gefäßchirurg R. May: „Die Zahl der Arteriosklerose-Todesfälle wird beeinflußt von dem Ausmaß, in dem die Ideen der Kneippärzte Allgemeingut werden."

Daß diese Ideen erst seit den siebziger, achtziger Jahren Allgemeingut der Schulmedizin zu werden beginnen, stimmt nachdenklich. Mußte das Rad noch einmal erfunden werden?

Ein Streit darüber ist müßig.

In der „Frankfurter Allgemeinen Zeitung" vom 11. 8. 1990 findet sich jedenfalls folgende Notiz: „Fasten und Entspannen öffnet verengte Gefäße". Daß eine gesunde Lebensweise dem Verschluß der Herzkranzgefäße nicht nur vorbeugen, sondern sogar bestehende Schäden mindern kann, zeigte eine Untersuchung in Kalifornien: Schon nach zwölf Monaten strikter Einhaltung eines Diät- und Übungsplanes haben sich die Verengungen in den Koronarien zurückgebildet. Betrug die Verengung vor der Behandlung durchschnittlich 40 Prozent, so zeigte sich nach einem Jahr ein Rückgang auf Werte um 37 Prozent. Bei Verengungen, die mehr als die Hälfte des Gefäßes blockierten, war die Besserung noch deutlicher sichtbar. Auch Attacken von Brustenge *(Angina pectoris)* traten seltener und kürzer auf. Bei Patienten dagegen, die ihren Lebensstil weniger rigoros umstellten, haben sich die Arterien im selben Zeitraum weiter verschlossen und die Symptome verschlimmert. Ähnliche Erfolge hatte man bisher nur beobachtet, wenn Medikamente zur Senkung des Cholesteringehaltes im Blut eingenommen wurden. In der jetzt in „Lancet" (Bd. 336, S. 129) veröffentlichten Studie, dem sogenannten *Lifestyle Heart Trial,* wurden jedoch nur eine streng fettarme vegetarische Kost, regelmäßige körperliche Tätigkeiten und gezielte Entspannungsübungen verordnet. Das Programm erfordert weitaus mehr Mitarbeit und Disziplin von den Patienten als die üblichen Empfehlungen. Die Probanden wurden entsprechend motiviert und ständig zu Hause betreut. Herzspezialisten bezweifeln daher, ob alle Patienten einen derart strengen Plan auf Dauer durchhalten können. Die Untersuchung ist auf fünf Jahre ausgelegt.

Diese Ergebnisse bestätigen eindrucksvoll die großartigen intuitiven und empirischen Erkenntnisse Sebastian Kneipps. Der sich mit Kneippschen Therapieansätzen heute befassende Arzt findet darin eine im Stillen befriedigende Bestätigung.

Funktionelle Durchblutungsstörungen

URSACHEN UND SYMPTOME

Das Begriffspaar organisch-funktionell ist uns im bisherigen Verlauf der Schilderung schon öfters begegnet.
Zur Wiederholung: Im Gegensatz zur *organischen* Durchblutungsstörung, die immer durch krankhafte (in der Regel arteriosklerotische) Veränderungen der Arterienwände hervorgerufen wird, finden wir bei *funktionellen* Durchblutungsstörungen immer vollständig intakte Gefäße.
Bei der Besprechung der normalen Funktion des Arteriensystems waren wir auf die Tatsache gestoßen, daß insbesondere die körperfernen Arterien eine Muskelschicht in ihrer Wand haben. Mit Hilfe dieser Muskelschicht kann die Durchblutung regional gesteuert, also umgeleitet werden. Außerdem ist die Bemuskelung für die Regulierung des Blutdrucks wichtig. Sowohl unter lokalen Einflüssen (Temperatur, inneres Milieu des Blutes) als auch unter dem Einfluß des vegetativen Nervensystems kann sich der Gefäßquerschnitt dieser Arterien ändern.
Da bei der Steuerung der Gefäßmuskulatur sowohl spinale als auch cerebrale Reflexbögen eine große Rolle spielen, können Verkrampfungen der Arterien außer durch örtliche, auch durch Veränderungen im Bereich der Wirbelsäule sowie auch durch vom Gehirn stammende Einflüsse verursacht werden.
Von funktionellen Durchblutungsstörungen können alle vier Extremitäten, also Arme und Beine, betroffen sein, meist jedoch die oberen Extremitäten. Des weiteren ist ein Krankheitsbeginn während oder nach der Pubertät typisch. Frauen sind wesentlich häufiger betroffen als Männer. Als Begleitkrankheiten kommen typischerweise häufig ein niedriger Blutdruck sowie die Neigung zu Migräneanfällen vor.
Funktionell hervorgerufene Durchblutungsbeschwerden treten bevorzugt in den Zehen, vor allem in den Fingern auf. Anfallsweise kommt es zu einer starken Abblassung von Fingern, die schneeweiß, kalt und gefühllos werden können. Typisch ist das oft symmetrische Auftreten an Fingern beider Hände. Der Daumen ist meist ausgespart. Nach Lösung der Verkrampfung tritt eine auffallende überschießende Durchblutung, erkennbar an einer heftigen Rotverfärbung, auf, die bei gleichzeitiger vegetativer Fehlsteuerung der Venen in eine bläuliche Verfärbung mit feucht-kühlen Händen übergehen kann. Diese Farbfolge eines typischen Gefäßkrampfanfalles von weiß über rot zu blau wird auch als *Tricolore-Symptom* bezeichnet. Als Ursache für solche anfallsweise auftretenden funktionellen Durchblutungsstörungen kommen sowohl lokale Überempfindlichkeiten (z. B. Kälteempfindlichkeit) als auch allge-

mein vegetative Fehlsteuerungen in Frage.
Über spinale Reflexbögen ausgelöste funktionelle Minderdurchblutungen haben dagegen eher Dauercharakter. Sie sind im Erscheinungsbild im allgemeinen weniger dramatisch und treten meistens als Ausdruck fehlhaltungsbedingter Wirbelsäulenprobleme mit Rückenschmerzen infolge erheblicher Muskelverspannungen auf.

THERAPIE DER FUNKTIONELLEN DURCHBLUTUNGSSTÖRUNGEN

Noch mehr als bei den organischen Durchblutungsstörungen sind bei der Behandlung funktioneller Minderdurchblutungen die sog. schulmedizinische und die naturheilkundliche Therapie nahezu identisch. Bei beiden stehen hydrotherapeutische und bewegungstherapeutische Maßnahmen im Vordergrund, kombiniert mit allgemeinen Entspannungsübungen. Im Rahmen des Kneippschen Therapiekonzeptes würden wir von Ordnungstherapie sprechen. Diätetische Maßnahmen der Ernährungstherapie spielen keine Rolle, allgemein medikamentöse Maßnahmen sind ebenso nachrangig wie pflanzenheilkundliche Bemühungen. In der Kombination aus hydrotherapeutischen, bewegungstherapeutischen und ordnungstherapeutischen Maßnahmen widerspiegelt sich das Bemühen, gefäßtrainierende Maßnahmen mit der Dämpfung einer allgemeinen vegetativen Übererregbarkeit zu kombinieren.

HYDROTHERAPIE

Die Hydrotherapie wirkt hier als echtes, wenn auch passives, Gefäßtraining, indem die Arterien durch äußere Einflüsse (heiß/kalt) wechselweise gezwungen werden, sich zu erweitern und zu verengen. Im Anfall sind zunächst rein lokale Warmanwendungen bzw. temperaturansteigende Anwendungen indiziert, während in der anfallsfreien Zeit vor allem wechselwarme Anwendungen, von kleineren auf größere Körperpartien ausgreifend, angezeigt sind. Während wir feststellen mußten, daß bei organischen Durchblutungsstörungen der kleinste gerade noch wirksame Reiz der beste ist, können bei funktionellen Durchblutungsstörungen durchaus sehr massive Reize sinnvoll sein, so daß hier auch der bekannte Kneippsche Wechselblitzguß seine Berechtigung haben kann.

BEWEGUNGSTHERAPIE

Jede Lebensäußerung unterliegt dem Ablauf biologischer Rhythmen. Einer dieser Rhythmen ist der typische Wechsel zwischen Ruhe und Arbeitsphasen. Wir sprechen auch von ergo- und trophotropen Phasen. Diese Phasen entsprechen einem rhythmischen Wechsel in der Aktivität des jeweiligen Anteils des vegetativen Nervensystems. In der Arbeitsphase überwiegt die Sympathikus-, in der

Ruhephase die Vagusaktivität. Eine sinnvolle Bewegungstherapie greift mit ihren Belastungs- und Ruhephasen als aktives Gefäßtraining in diese Abläufe ein. Bei der praktischen Gestaltung dieser Bewegungstherapie sind der Phantasie keine Grenzen gesetzt: Es können je nach Alter, Übung, Lust und Laune nahezu alle Aktivitäten von der leichten Gymnastik bis zum Leistungssport empfohlen werden. Wichtig sind jedoch Übungsabläufe im Sinne des sogenannten *Intervalltrainings*.
Bei Übungen im Freien und bei kühler Witterung sollte man unbedingt an den Schutz der besonders betroffenen Hautpartien vor Kälteeinwirkung denken.
Gerade bei funktionellen Durchblutungsstörungen hat sich die Kombinationsbehandlung aus Hydro- und Bewegungstherapie hervorragend bewährt. Wenn überhaupt je zu Recht von einer sog. vegetativen „Umstimmung“ die Rede sein kann, so ist sie hier als Folge eines konsequenten Therapiekonzeptes zu beobachten. In der medizinischen Physiologie würden wir von einer „Bahnung bedingter Reflexe“ sprechen.
Wichtig ist jedoch zu wissen, daß das beschriebene Therapiekonzept nicht innerhalb kurzer Zeit zum Erfolg führen kann, sondern konsequent über Wochen, nötigenfalls auch über Monate, durchgehalten werden muß.

„Passive“ Bewegungstherapie

Unter die passiven Formen einer Bewegungstherapie wird z. B. die Massagebehandlung eingereiht. Wie bereits beschrieben, können funktionelle Durchblutungsstörungen auch durch chronische Nervenreizzustände im Rahmen eines fehlhaltungsbedingten Wirbelsäulensyndroms mit Schmerzen und Muskelverspannungen auftreten.
In diesen Fällen kann neben der Bewegungstherapie auch die Massagebehandlung als passive Behandlungsform hervorragend wirksam sein. Am besten kombiniert man sie mit lokalen Wärmemaßnahmen, z. B. mit dem in diesen Fällen bestens bewährten heißen Kneippschen Heublumensack.

ENTSPANNUNGSTHERAPIE

Auch entspannungstherapeutische Übungen wie autogenes Training, Eutonie, Yoga u. a. sind in der Lage, in vegetativ-nervöse Abläufe einzugreifen. Insbesondere dienen sie bei funktionellen Durchblutungsstörungen der Dämpfung der sympathikotonen Spitzen, da ja, wie bekannt, neben lokalen Ursachen auch die überschießende Sympathikusaktivität zu „Gefäßkrämpfen“ führen kann.

MEDIKAMENTÖSE ZUSATZMASSNAHMEN

Die Entspannungsübungen lassen sich sehr vorteilhaft mit sedierenden Pflanzenextrakten in Form von Beruhigungsbädern oder -tees (Baldrian, Hopfen, Melisse) unterstützen. Sonst sind bei konsequenter Durchführung der geschilderten Therapie medikamentöse Zusatzmaßnahmen meist nicht erforderlich. Wirklich nebenwirkungsfreie phytotherapeutische Behandlungsansätze existieren eigentlich nicht. Ansonsten stehen dem Arzt einige chemische Substanzen zur Verfügung, die „sympathikolytisch" wirken, also den Sympathikusreiz dämpfen. Diese führen tatsächlich manchmal über eine Weitstellung der peripheren Gefäße zu einer guten Mehrdurchblutung. Mit dieser Wirkung kann jedoch ein erheblicher Blutdruckabfall verbunden sein, so daß die Therapie relativ genau überwacht werden muß. Die Nebenwirkungen können die Wirkungen durchaus übertreffen. Der Einsatz dieser Medikamente sollte jenen Fällen vorbehalten bleiben, in denen man mit den anderen Maßnahmen keine ausreichende Wirkung erzielen kann.

„VORSICHT IST DIE MUTTER DER PORZELLANKISTE"

Funktionelle Durchblutungsstörungen sind eher lästig als gefährlich. Im Gegensatz zu organischen, z.B. arteriosklerotischen Durchblutungsstörungen sind sie nie lebensgefährlich.
Doch Vorsicht: Durchblutungsstörungen, die sich, wie wir sahen, auf die Enden der Extremitäten, also die Hände und Finger bzw. Füße und Zehen konzentrieren, sind durchaus nicht immer funktionell bedingt! Von den Beschwerden her ähnlich aussehende Krankheitsbilder finden sich vor allem im sog. rheumatischen Formenkreis: chronische Polyarthritis, Lupus Erythematodes und bei der Sklerodermie. Auch können pathologische Bestandteile des Blutes die Ursache sein. Das Vorliegen derartiger ernstzunehmender Erkrankungen ist insbesondere immer dann in Erwägung zu ziehen, wenn funktionell aussehende Durchblutungsstörungen bei älteren Menschen erstmalig auftreten.
Bevor man also mit einer Selbstbehandlung beginnt, sollte man die Diagnose durch seinen Arzt zweifelsfrei klären lassen, denn Durchblutungsstörungen, welche im Rahmen einer der genannten Allgemeinerkrankungen auftreten, sind durch die Behandlung des Grundleidens zu therapieren.

UND DIE ARME?

Wir haben gesehen, daß die Arme bei arteriosklerotischen Durchblutungsstörungen nur in etwa einem von zehn Fällen beteiligt sind. Dies hängt mit der wesentlich stärkeren Beanspruchung der Beine zusammen. Als Hinweis dafür kann gelten, daß z. B. bei einem Leistungssportler, der einen Arm überdurchschnittlich beansprucht, auf dieser Seite eine Arteriosklerose früher eintritt als am weniger beanspruchten Arm (z. B. Tennisspieler).
In den oberen Extremitäten ist der Weg der Blutgefäße aus dem Aortenbogen zu den Armen wiederum recht kompliziert. Die Schlüsselbein- bzw. Armarterien müssen eine Reihe von Engpässen, z. B. zwischen verschiedenen Muskelgruppen oder zwischen dem Schlüsselbein und der

ersten Rippe, passieren. Angeborene Besonderheiten des Skelettsystems (z. B. Halsrippen) können in diesem Bereich zu Einengungen der Arterien führen. Sie können damit im Laufe der Jahre oder bei bestimmten Körperstellungen Durchblutungsstörungen hervorrufen. Die Behandlung dieser Veränderungen erfolgt — falls überhaupt erforderlich — stets chirurgisch, z. B. durch Entfernung der ersten Rippe, operative Entfernung einer Halsrippe oder ähnlichem.

Venenkrankheiten

BESONDERHEITEN DES VENENSYSTEMS GEGENÜBER DEN ARTERIEN

Gegenüber dem Schlagadersystem weisen die Venen der Beine einige Besonderheiten auf. Wie wir gesehen haben, sammelt sich das aus den Kapillaren kommende Blut in allerkleinsten Venen, den Venolen, um über diese in ableitende Hauptvenenstämme zu münden. An den Unterschenkeln entspricht jeder der drei großen Unterschenkelarterien je ein paariger Venenstamm, so daß das Blut von Fuß und Unterschenkel über mindestens sechs große Venen zur Kniekehle geleitet wird. In Höhe der Kniekehle fließen diese sechs Venenstämme zu einer bereits zeigefingerdicken Kniekehlenvene zusammen. In diese münden auch zahlreiche größere Venen, die das Blut aus der Wadenmuskulatur ableiten. Der Weg der Vene führt dann weiter über den Oberschenkel als Oberschenkelvene, die parallel zur oberflächlichen Oberschenkelarterie verläuft, in Richtung Leistenband. Unmittelbar in Höhe des Leistenbandes münden zwei weitere Venenstämme in die Oberschenkelvene. Der eine führt das Blut der Oberschenkelmuskulatur zu dieser Einmündung, der andere ist die große Rosenkranzvene *(v. saphena magna)*.

Die große Rosenkranzvene, die oberflächlich unter der Haut, an der Innenseite des Unterschenkels, des Kniegelenks, und des Oberschenkels herzwärts verläuft und ihre „Schwester", die kleine Rosenkranzvene *(v. saphena parva)*, die an der Außenseite des Unterschenkels nach oben verläuft und bereits knapp oberhalb des Kniegelenks in die Oberschenkelvene mündet, stellen eine Besonderheit des Beinvenensystems dar. Sie bilden gemeinsam das sog. oberflächliche Venensystem des Beines. Während fast immer zuführende Schlagader und ableitende Vene in enger räumlicher Beziehung zueinander verlaufen, fehlt dem oberflächlichen Venensystem des Beines die begleitende Arterie. Die große und die kleine Rosenkranzvene haben nämlich die Funktion, das Blut aus dem unendlich großen Venengeflecht der Haut abzuleiten. Vor allem diese beiden oberflächlich gelegenen Venen und ihre Äste sind es, die wir bei entsprechender krankhafter Veränderungen als Krampfadern ohne weiteres mit dem bloßen Auge erkennen können.

Das Bein des Menschen besitzt also ein tiefes und ein oberflächliches Venensystem. Beide stehen über sog. Verbindungsvenen miteinander in Kontakt. Wie wir später sehen werden, sind diese Verbindungsvenen so gestaltet, daß unter normalen Umständen das Blut ausschließlich von

der Oberfläche in die Tiefe fließen kann.
Nach der Vereinigung der drei großen Venenstämme in Höhe des Leistenbandes fließt das Blut durch die Beckenvene herzwärts. Nach Vereinigung mit tiefen Venen, die aus den Beckenorganen stammen, schließt diese sich schließlich in Höhe der Aufteilung der Hauptschlagader mit der Beckenvene der Gegenseite zur unteren Hohlvene zusammen. In die untere Hohlvene münden noch die paarige Nierenvene und die Nebennierenvenen, bevor sie unmittelbar nach dem Durchtritt durch das Zwerchfell im rechten Herzvorhof enden.
Von den Venen der oberen Körperhälfte müssen wir nur soviel wissen, daß sich die Venen, die vom Kopf und von den Armen kommen, zur oberen Hohlvene vereinigen und ebenfalls im rechten Herzvorhof münden. In Höhe der Vereinigungstellen der Venen der rechten und der linken oberen Körperhälfte münden noch zwei kleinere Venen ein, die rechts und links von der Wirbelsäule aufwärts ziehen. In den Venen der oberen Körperhälfte endet auch der Milchbrustgang, in dem sich fast alle, auch die aus der unteren Körperhälfte stammenden Lymphgefäße sammeln.

UNTERSCHIEDE ZWISCHEN ARTERIEN UND VENEN

Während, wie wir gehört haben, in der Wand der Arterien teils elastische, teils muskuläre Elemente überwiegen, sind die Venen durchgehend muskulär aufgebaut.
Die Wand der Arterien ist in allen Abschnitten des Gefäßsystems so stabil, daß die Gefäße auch ohne Strömen des Blutes immer ihre kreisrunde Form bewahren. Demgegenüber können die Venen in Abhängigkeit von ihrer Füllung vollständig zusammenfallen. Da die Venen im Gegensatz zu den Arterien zum Niederdrucksystem des Organismus gehören (im Liegen beträgt der durchschnittliche Venendruck in den Beinen lediglich 20 mm/Hg), fallen die Venen bei niederem Venendruck zusammen wie ein Feuerwehrschlauch, in dem nur wenig Wasser mit geringem Druck fließt. Einer unendlichen Ausdehnung der relativ schwachen Venenwand, z. B. bei einer Änderung der Körperlage vom Liegen zum Stehen, wirken jedoch die in ihr enthaltenen, vom Sympathikus des vegetativen Nervensystems versorgten Muskeln entgegen. Wären die Muskeln der Venenwände komplett gelähmt, betrüge das Fassungsvermögen der Venen theoretisch bis zu 15 Liter. In Wirklichkeit speichert das Venensystem jedoch „nur“ etwa 50 Prozent der gesamten Blutmenge von etwa 5 Liter. Immerhin führt das Einnehmen einer aufrechten Körperhaltung dazu, daß der Venendruck um etwa das Fünffache ansteigt und daß zwischen 200 und 800 ml Blut im Bein „verschwinden“ können.
Wie wir gesehen haben, verlangt das Gesetz von der Konstanz des Kreislaufes, daß durch die Venen die gleiche Blutmenge zum Herzen zurückkehrt, wie dieses über die Arterien in den Körper hineinschickt. Nur daß der Blutstrom in den Venen wegen

ihres größeren Fassungsvermögens wesentlich langsamer ist.
Die treibenden Kräfte, die das Blut in Bewegung halten, sind nach Passieren des Kapillarnetzes relativ gering, und auch die Ansaugleistung des rechten Herzvorhofes ist nicht groß. Trotzdem muß das Blut aber auch in stehender Position „bergauf" fließen können. Zur Erleichterung dieses Vorganges sind die Venen mittels *Venenklappen* (Rückschlagventile) in Segmente von etwa 10 bis 20 cm Länge unterteilt. Die Anordnung dieser Klappen ist so, daß das Blut nur vom Fuß in Richtung Herz fließen kann. Klappenapparate, die den Blutstrom von außen nach innen richten, finden sich auch in den bereits erwähnten Verbindungsvenen

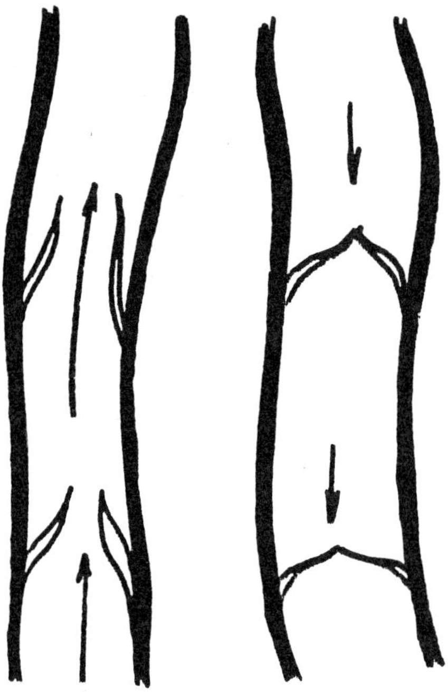

Die Venenklappen lassen den Blutstrom nur in einer Richtung durch.

zwischen dem oberflächlichen und tiefen Venensystem.
Die intakten Venenklappen verhindern also das Zurückfließen des Blutes entsprechend der Schwerkraft.
Da die Venen außerdem in enger Beziehung zur Muskulatur des Fußes, des Unter- und des Oberschenkels liegen, wird bei Muskelbetätigung, also beim Laufen, bei Zehenständen und Kniebeugen, ständig ein rhythmischer Druck auf die Venen ausgeübt, so daß der Blutstrom entsprechend der von den Venenklappen vorgegebenen Richtung, nämlich herzwärts, beschleunigt wird. Von besonderer funktioneller Bedeutung sind dabei die Wadenmuskeln. Man hat sie scherzhaft auch als „Hilfsherzen" für das Venensystem bezeichnet.
Fällt das Muskelpumpensystem, z. B. durch strenge Bettlägrigkeit nach Operationen, aus, kann dies zum Risiko für das gesamte Beinvenensystem werden.
Die Muskelfunktion der Venen wird vom Sympathikus gesteuert, der Venenquerschnitt wird dadurch, je nachdem, ob mehr oder weniger Blut gespeichert werden oder zirkulieren soll, aktiv verändert. Wir nennen diese veränderliche „Spannkraft" der Venenwand *Venentonus*. Ist der Venenquerschnitt klein, fließt das Blut schneller und mit höherem Druck durch die Venen (hoher Venentonus) als bei einem erweiterten Venensystem (niedriger Venentonus). Die Kontrolle dieses Zustandes erfolgt über das Zentralnervensystem. Von großer praktischer Bedeutung ist dabei die Tatsache, daß die Wirkung des Sympathikus auf die Venenmuskeln temperaturabhängig zu sein scheint.

WELCHE VENENVERÄNDERUNGEN FÜHREN ZU BESCHWERDEN?

PRIMÄRE VARICOSIS (KRAMPFADERN)

Wie die Arterien können sich auch die Venen in Form einer Sklerose, der Phlebosklerose, verändern. Diese Veränderung ist aber als Venenkrankheit nicht wichtig.
Von Bedeutung ist vielmehr die bereits geschilderte Schwäche der Venenwand. Da der Druck in den Beinvenen in aufrechter Körperposition stark ansteigt, ist die Venenwand jahre- und jahrzehntelang einer enormen Beanspruchung ausgesetzt. Bei entsprechend veranlagten Personen halten die Venenwände dieser Belastung schließlich nicht mehr stand und „latschen aus", wobei nicht nur die elastischen Elemente der Venenwand nachgeben, sondern auch die Muskulatur mehr oder weniger degeneriert. Die Venen vergrößern sich sowohl in Quer- als auch Längsrichtung, sie werden weiter und länger, sie werden schließlich zu dicken und stark geschlängelten Krampfadern. Die Venenwände können dabei so weit auseinanderrücken, daß die Venenklappen „undicht" werden, was den Druck nach unten noch verstärkt. Besonders, wenn dies auch die Venenklappen der Verbindungsvenen betrifft, kann der Blutstrom schließlich von innen nach außen umgekehrt werden, was die Entwicklung oberflächlicher Krampfadern begünstigt. Von der Krampfaderbildung können also sowohl die tiefen als auch die oberflächlichen Venen betroffen sein.
Eine Voraussetzung zur Venenwandschwäche ist die Veranlagung zur Bindegewebsschwäche. Sie ist nicht allein auf die Venen beschränkt. Menschen mit massiven Krampfadern leiden auch häufig unter Plattfüßen und haben mit Leistenbrüchen zu rechnen.
Wäre man von der Natur nichts anderes gewöhnt, würde man im Zusammenhang mit Krampfadern von einem „Konstruktionsfehler" sprechen. Vergleichen wir uns Menschen allerdings mit unseren Artgenossen unter den Säugetieren, stellen wir fest, daß wir uns als einzige voller Hochmut komplett auf die „Hinterfüße" erhoben haben und den Kopf stolz ganz oben tragen. Durch diese Körperhaltung wird aber, wie geschildert, der Druck in den Venen der Beine enorm erhöht. Man könnte die Krampfaderbildung also mit Fug und Recht als „Strafe" für den aufrechten Gang des Menschen auffassen. Als Bestätigung dafür könnte

gelten, daß bei Vierbeinern Krampfadern nicht auftreten und auch beim Menschen an den Armen nicht vorkommen.
Krampfadern, die einzig und allein auf einer Venenwandschwäche beruhen, bezeichnen wir als *primäre Varizen.*

VENENENTZÜNDUNG UND THROMBOSE

Wenn Frau A und B beide, wie sie meinen, wegen einer Venenentzündung zum Arzt gehen und Frau A mit einem Verband und einer Salbe nach Hause kommt und Frau B ins Krankenhaus muß, kann das nur bedeuten, daß der Ausdruck „Venenentzündung" verschiedene Dinge umfaßt. Wir hatten so etwas ja schon einmal bei der Familie Bein.

Unter Venenentzündung *(Thrombophlebitis)* versteht der Arzt die Entzündung einer oberflächlichen Hautvene; falls eine Krampfader betroffen ist, nennt er die Krankheit *Varicophlebitis* (Krampfaderentzündung). Diese ist im allgemeinen, wie wir sehen werden, eine recht harmlose Erkrankung.
Ganz anders sieht es bei einer „Entzündung" tiefer Venen aus. Da hierbei die entzündlichen Zeichen im Krankheitsbild zurücktreten, aber die Gerinnungsvorgänge in einer meist schon geschädigten (krampfadrigen) tiefen Vene im Vordergrund stehen, sprechen wir Ärzte von einer *Phlebothrombose.*
Wie wir gesehen haben, ist in krampfadrig veränderten Venen durch den herabgesetzten Venentonus die Fließgeschwindigkeit des Blutes sehr gering. Tritt nun infolge besonderer Umstände ein Blutstillstand ein, neigt das Blut zur Gerinnung. Es entsteht ein Blutgerinnsel, ein Thrombus. Durch ein solches Blutgerinnsel können eine oder mehrere Venen des Beines verstopft werden; eine *Thrombose* ist entstanden.
Eine Thrombose ist immer eine ernstzunehmende Erkrankung. Teile des Blutpfropfens können sich ablösen. Sie werden dann mit dem Blutstrom verschleppt und passieren, ohne Schaden anzurichten, die herzwärts führenden Venen, den rechten Herzvorhof und die rechte Herzkammer. In der Lungenschlagader oder einer ihrer Äste bleibt das Blutgerinnsel schließlich hängen: Es ist zu einer *Lungenembolie* gekommen, zu einer oft lebensbedrohenden Erkrankung. Mit einer Ausnahme *(V. saphena magna)* ist dies bei oberflächlichen Venenentzündungen nie der Fall. Deshalb, und wegen der unterschiedlichen Behandlung, ist die Unterscheidung zwischen Venenentzündung (Thrombophlebitis) und Thrombose (Phlebothrombose) so wichtig.

SEKUNDÄRE VARICOSIS

Werden die Blutgerinnsel nicht verschleppt und lösen sich nicht wieder auf, verwachsen sie im Laufe einiger Wochen fest mit der Venenwand, so daß die betroffene Vene für das Blut unpassierbar wird. Das Blut muß sich jetzt einen anderen Weg aus dem Bein heraus suchen und findet diesen im allgemeinen über die Verbindungsvenen und die oberflächlichen Venen, die große und die kleine Rosenkranzvene sowie deren Äste. Der vermehrte Blutstrom durch diese Venen kann zu deren Erweiterung führen, so daß letztendlich auch krampfaderige Veränderungen das Ergebnis sind. Die als Folge einer Thrombose entstandenen Krampfadern werden *sekundäre Varizen* genannt.

Diese Unterscheidung ist wichtig, da primäre Varizen erforderlichenfalls beseitigt werden können, während sekundäre Varizen als Umgehungsbahnen gebraucht werden und ihre Beseitigung zu schweren Blutrückflußstörungen führen würde.

WIE VERLAUFEN VENENKRANKHEITEN?

Die Krampfaderbildung im Sinne der primären Varicosis ist immer anlagebedingt, d. h. sie tritt familiär gehäuft auf. Die zugrundeliegende angeborene Bindegewebsschwäche kann schon im relativ jungem Alter von kaum sichtbaren minimalen Veränderungen über die Erweiterung einzelner Venenabschnitte zum Vollbild der Krampfaderbildung führen. Unter den Minimalveränderungen sind kleine, unmittelbar im Hautniveau gelegene, bläuliche, gestreckte Venchen besonders kennzeichnend, die wir bei gehäuftem Auftreten als *Besenreiservarizen* bezeichnen.

Unbehandelt ergibt sich aus den beginnenden Veränderungen ein konsequenter Verlauf bis zum Vollbild der Varicosis. Oberflächliche Venenentzündungen (Thrombophlebitiden) kommen besonders bei fortgeschrittenen Krampfaderleiden erschwerend hinzu.

Tiefe Venenthrombosen (Phlebothrombosen) pfropfen sich ebenfalls bevorzugt auf bereits veränderte tiefe Venen auf. Charakteristisch ist, daß sie oft dann entstehen, wenn durch erzwungene Bettlägrigkeit, durch einen Gipsverband oder ähnliches die Tätigkeit der Wadenmuskelpumpe versagt. Treten tiefe Venenthrombosen bei einem ansonsten intakten Venensystem *ohne* erkennbare Ursache auf, muß immer nach einer schwerwiegenden Grunderkrankung gefahndet werden.

Die allmähliche Entwicklung einer jeden Krampfadererkrankung wird durch eine überwiegend stehende oder sitzende Tätigkeit, Arbeit in überhitzten Räumen — auch Fußbodenheizungen sind hier zu nennen — sowie das Tragen ungeeigneten Schuhwerks beschleunigt. Neben der angeborenen Komponente spielen also durchaus, entsprechend unseren heutigen Lebens- und Arbeitsgewohnheiten, zivilisatorische Einflüsse eine Rolle, die dazu führen, daß Venenerkrankungen sehr häufig sind.

Reihenuntersuchungen an Berufstätigen zeigten, daß bereits 20jährige in etwa 25 Prozent der Fälle Venenveränderungen aufwiesen und diese Rate bei 60jährigen auf etwa 80 Prozent anstieg.

BESCHWERDEN BEI KRAMPFADERN

Es ist ein Mißverständnis, daß Krampfadern selbst in Form von Verkrampfungen ihrer Muskulatur

zu Beschwerden führen. Die Entstehung einer Krampfader ist ja gerade dadurch gekennzeichnet, daß die Muskelschicht in der Venenwand mehr oder minder zugrunde geht, sie zum Verkrampfen also kaum noch in der Lage sein dürfte. Das Wort „Krampfader" geht denn auch auf ein mittelhochdeutsches Wort zurück, das „Krummader" bedeutet.
Die Beschwerden müssen also andere Ursachen haben. Sie finden sich weniger im Bereich der Krampfadern selbst, als vielmehr im Bereich des Kapillarbettes, dessen Funktion durch die enorme Drucksteigerung in den Venen beeinträchtigt wird.
Die Drucksteigerung, die bis in die Kapillaren zurückreicht, führt zu einem vermehrten Flüssigkeitsaustritt aus den kleinsten Haargefäßen in das umliegende Gewebe. Dieser Flüssigkeitsaustritt kann so enorme Ausmaße annehmen, daß die äußere Form eines Unterschenkels verändert wird.
Wir sprechen dann von „Wasser in den Beinen", medizinisch *Oedem.* Die Wasseransammlungen gehen anfangs im Liegen oder besonders bei hochgelegten Beinen schnell wieder zurück. Im Laufe der Zeit werden aber die Kapillaren immer undichter, so daß auch vermehrt Eiweißstoffe austreten können, die das Oedem verfestigen und zu einer rostroten Hautverfärbung führen. Ein Abschwellen während der Nacht ist dann nicht mehr so leicht möglich. Vielmehr kann der innerhalb des Gewebes herrschende Druck so vergrößert werden, daß die Sauerstoffversorgung der Gewebe leidet. Geringste Verletzungen können nun zu einem Unterschenkelgeschwür führen. Der Volksmund nennt das ein „offenes Bein".
Außerdem führt die Änderung des inneren Milieus im Gewebe, z. B. in der Muskulatur, zu einer vermehrten Krampfneigung, so daß auch schmerzhafte Zustände auftreten.

Ist auch eine derartige chronische Venenschwäche (Insuffizienz) immer auf den ersten Blick zu erkennen, sollte wegen möglicher Unterschiede in der Therapie doch immer zwischen primärer und sekundärer Varicosis unterschieden werden.

UNTERSUCHUNGSGANG

Zur Untersuchung eines Venenpatienten benutzt der Arzt — wie immer — zunächst einmal seine Sinne, hier vor allem Augen und Tastsinn: Venenerkrankungen sind nämlich kaum je zu übersehen, wenn man es sich zur Regel macht, seine Patienten auch im Stehen zu untersuchen. Dabei treten natürlich Krampfadern kräftig hervor.

Hautverfärbungen können über die Dauer des Krankheitsverlaufes einiges aussagen. Das Hautniveau überragende, halbkugelige Vorwölbungen weisen auf eine darunterliegende Undichtigkeit einer Verbindungsvene hin. Diese Vorwölbungen werden bei nicht funktionierenden Venenklappen in den Verbindungsvenen dadurch verursacht, daß ein kräftiger, von innen nach außen gerichteter Blutstrom die Haut vorwölbt. Das englische Wort *blow out* kennzeichnet die Veränderung treffend.

Bei der Abtastung des Beines fühlt man unter den Vorwölbungen kreisrunde Gewebslücken, durch die der tastende Finger „in die Tiefe fällt". Diese Stellen sind besonders gefährdet, weil die Haut unter der ständigen Druckbelastung sehr dünn werden kann. Dadurch wird die Entstehung chronischer Unterschenkelgeschwüre, „offener Beine" oder *Ulcera cruris* begünstigt. Diese liegen also typischerweise immer an Stellen, an denen Verbindungsvenen die Oberfläche erreichen. Geschwüren, deren Lage davon abweicht, liegt vermutlich eine andere Ursache zugrunde.

Auch Anschwellungen sind natürlich meist sichtbar; im Zweifelsfall muß aber danach gesucht werden, indem man mit den Fingern etliche Sekunden lang einen kräftigen, manchmal als schmerzhaft empfundenen Druck auf das Schienbein ausübt. Ein gut eindrückbares Ödem ist vermutlich jüngeren Datums, ein sehr derbes Ödem besteht wahrscheinlich schon länger. Oberflächliche Venenentzündungen sind durch einen geröteten, überwärmten, druckempfindlichen und mehr oder weniger derben Strang im Venen- oder Krampfadernverlauf zu erkennen.

Demgegenüber geben sich Thrombosen meist weniger durch äußerlich sichtbare Venenveränderungen als vielmehr durch eine unterschiedlich akut aufgetretene erhebliche Anschwellung der erkrankten Extremität mit Druckschmerzen in der Fußsohle, im Bereich der Wade und/oder im Oberschenkel zu erkennen.

Die wichtige Unterscheidung zwischen primären und sekundären Krampfadern erfolgt mittels einfacher und schmerzfreier apparativer Untersuchungen, z. B. mit Ultraschallgeräten. Nur in unklaren Fällen, oder wenn eine chirurgische Behandlung geplant ist, muß eine Röntgenuntersuchung der Venen durchgeführt werden. Dabei wird ein Kontrastmittel in eine gestaute Fußrückenvene eingespritzt. Die Untersuchung ergibt ein landkartenähnliches Bild der Venen.

BEHANDLUNG VON VENENKRANKHEITEN

Auch bei den Venenkrankheiten gibt es kaum Unterschiede zwischen der sog. „schulmedizinischen“ und der naturheilkundlichen Behandlung nach Kneipp. Ja, man kann sagen, daß das Kneippsche Therapiekonzept die allgemein anerkannte Methode der Wahl darstellt, auch wenn der „Schulmediziner“ die von ihm empfohlene Behandlung von Venenleiden nicht mit dem Namen Sebastian Kneipps in Verbindung bringen wird.
Umgekehrt muß der naturheilkundlich orientierte Arzt auch genau die wenigen Venenleiden beachten, bei denen seine Methodik nichts zu suchen hat. Durch nichts kann bekanntlich ein schlüssiges Therapiekonzept so in Verruf kommen wie durch seine Anwendung am ungeeigneten Objekt — von Fragen der ärztlichen Ethik und der Haftung einmal ganz abgesehen.

SCHULMEDIZINISCHE BEHANDLUNG VON VENENLEIDEN

Oberflächliche Venenentzündungen können, wenn sie ganz „frisch“ sind, durch einen kleinen Eingriff schnell geheilt werden. Dabei wird in örtlicher Betäubung die entzündete Vene durch einen Sticheinschnitt eröffnet und das Blutgerinnsel ausgedrückt. Dauert die Erkrankung schon länger als 5 bis 7 Tage, ist dieser Versuch sinnlos. Auch eine Blutegelbehandlung ist möglich.
Akute Thrombosen der tiefen Venen und der großen Rosenkranzvene sind die einzigen Venenleiden, die in Form der Lungenembolie potentiell lebensbedrohend sein können.
Bei ihnen sind alle therapeutischen Bemühungen darauf gerichtet, die im Venensystem befindlichen Venengerinnsel nach Möglichkeit zu entfernen. Je nach Lokalisation und Dauer der Erkrankung kann die Behandlung chirurgisch (ähnlich wie bei einer Embolektomie) erfolgen oder mit Hilfe der bereits genannten fermentartigen Medikamente, die Blutgerinnsel aufzulösen imstande sind.
Drohen sehr ausgeprägte Krampfadern zu einem Unterschenkelgeschwür zu führen, oder heilt ein offenes Bein trotz aller Bemühungen nicht ab, kann eine Krampfadernoperation erforderlich sein. Dies gilt auch für ungünstig gelegene (z. B. in der Kniekehle) oder kosmetisch ausgesprochen häßliche Veränderungen. Für solche Venenoperationen stehen verschiedene gefäßchirurgische Techniken zur Verfügung.
Wie immer bei den Blutgefäßen beseitigen Operationen Symptome und

nicht die Grundkrankheit. Deshalb hat in der konsequenten Nachbehandlung, die allein vor Rückfällen schützt, die intensive Kneipp-Therapie ihren hervorragenden Platz.

KNEIPP-THERAPIE BEI VENENLEIDEN

Ist es erst zu einem operationswürdigen Befund im Bereich der Venen gekommen, muß man sich sagen, daß man vermutlich — leider Gottes — Jahre und Jahrzehnte für eine vorbeugende Behandlung im Sinn Sebastian Kneipps verpaßt hat.
Denn Venenleiden entwickeln sich sehr langsam über sehr lange Zeit aus allerkleinsten Veränderungen heraus. Kommt es im Laufe dieser Entwicklung später zu gut sichtbaren Krampfadern, werden diese zunächst meist nur als kosmetisch störend, die Schönheit beeinträchtigend, empfunden. Das Bewußtsein, eine Erkrankung zu haben, tritt erst zu dem Zeitpunkt auf, wo die entstandenen morphologischen Veränderungen zu zwangsläufig eintretenden funktionellen Störungen im Bereich der Kapillaren und des Gewebes führen: Wenn die Beine schwer werden, wenn sie dick werden, wenn sie schmerzen, wenn die Haut die typische rostbraune Verfärbung annimmt, und wenn auch kleinste Verletzungen nicht mehr heilen wollen.
Dabei wäre das hier vorgestellte Therapiekonzept so vorzüglich geeignet, dies frühzeitig zu verhindern oder zumindest doch aufzuhalten.

Nahezu alle Säulen der Kneipp-Therapie können mit Vorteil angewandt werden, wobei besonders hervorzuheben ist, daß die gleichzeitige Behandlung nach verschiedenen Prinzipien der Kneipp-Therapie den jeweiligen Einzeleffekt noch deutlich verstärken kann.
Sowohl die Hydrotherapie als auch die Bewegungstherapie und die Phytotherapie, mit Einschränkung auch die Ernährungsbehandlung, sind auf einfache Art und Weise, die keinen Betroffenen in irgendeiner Form überfordert oder gefährdet, auch in der Selbstbehandlung anwendbar.

Hydrotherapie

Zum Verständnis der Hydrotherapie bei Venenkrankheiten müssen wir uns ins Gedächtnis zurückrufen, daß die Venenwand elastisch, der Venenquerschnitt veränderbar ist und daß die in ihr enthaltene Muskulatur in ihrer Funktion durch das vegetative Nervensystem gesteuert wird. Die Nervenversorgung durch den Sympathikus, also den aktivierenden Anteil des vegetativen Nervensystems, führt zu einer Verringerung des Venenquerschnitts. Wie bereits angedeutet, gibt es experimentelle Befunde, die darauf hindeuten, daß die Aktivität des Sympathikus temperaturabhängig ist.
Ob diese Temperaturabhängigkeit durch eine direkte Einwirkung auf den Nerven, auf die Muskulatur oder auf die hormonähnlichen Nervenüberträgerstoffe zustande kommt, ist unbekannt und für die Durchführung einer Hydrotherapie nach Kneipp auch ohne Belang.
Die Erfahrung lehrt, daß Krampfadern im Sommer als viel lästiger

empfunden werden als im Winter, daß die Schwellungsneigung bei Venenkranken im Sommer stärker ist und daß auch ernstere Komplikationen bei warmer Umgebungstemperatur häufiger auftreten. Dies ist Folge einer Abschwächung der Venenmuskelfunktion in warmer Umgebung. Umgekehrt werden kältere Temperaturen von Venenleidenden allgemein als wohltuender empfunden.

Tatsächlich konnte man durch entsprechende Meßanordnungen nachweisen, daß das Fassungsvermögen der Venen durch Wärme erhöht und durch Kälte verringert werden kann. Ein erhöhtes Fassungsvermögen bedeutet bei gleichem Blutvolumen jedoch auch immer eine verlangsamte

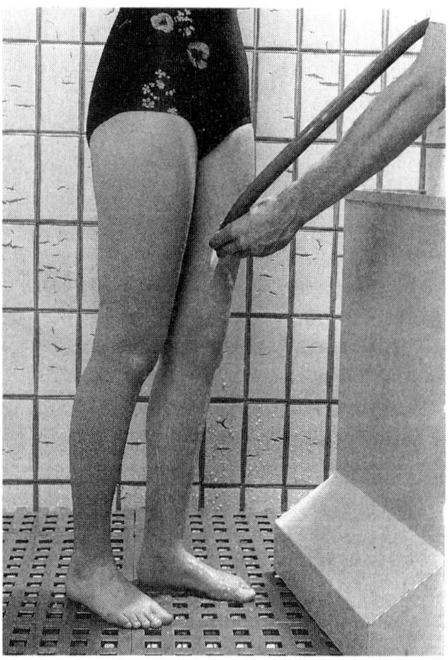

Knieguß

Blutstromgeschwindigkeit und umgekehrt.

Es sind also regelmäßig durchzuführende *Kaltwasseranwendungen,* die insbesondere bei Beginn einer Krampfaderbildung, aber auch bei bereits fortgeschrittenen Krankheitsbildern zu einer Erhöhung der „Spannkraft" der Venenwände führen. Dadurch können die Fließgeschwindigkeit des Blutes und der Venendruck normalisiert oder doch verbessert werden, so daß die Auswirkungen auf das Kapillarbett mit Schwellungsneigung und den bereits beschriebenen Folgeerscheinungen reduziert werden.

Wasser wirkt freilich nicht nur als Vermittler von Temperaturreizen. Beim Eintauchen in Wasser wird auf den Körper je nach Tauchtiefe Wasserdruck ausgeübt. Da außer dem Schädel und dem von den relativ starren Rippen umgebenden Brustbereich alle anderen Körperteile nachgiebig sind, wird besonders von den Beinen und vom Bauchraum Blut herzwärts verschoben — aus den Venenspeichern.

Beim Eintauchen in Wasser nimmt der Beinumfang ab. Dieser Effekt ist bei kaltem Wasser (ca. 15° C) stärker, als es dem Wasserdruck entsprechen würde. Die passive Druckwirkung des Wassers wird demnach durch einen aktiven, temperaturinduzierten Venenmuskel-Kontraktionseffekt verstärkt.

Es tritt bei jeder einzelnen Anwendung ein akut meßbarer Effekt auf, der sich durch eine wiederholte Durchführung der Hydrotherapie über Tage, Wochen und Monate zusätzlich verstärkt. Wir haben es hier also mit dem klassischen Fall der Wirkung einer seriellen Anwendung

im Sinne der funktionellen Adaption zu tun.
Mit dem *kalten Kneippschen Knie- oder Schenkelguß*, dem berühmten — ja zum Synonym für die Kneipptherapie gewordenen — *Wassertreten* in kaltem Wasser sowie dem *kalten Lehm- bzw. Quarkwaden- oder Beinwickel* stehen weitere sinnvolle Anwendungsmöglichkeiten zur Verfügung.
Beim Wassertreten kommt zusätzlich zum Temperatureffekt der von außen auf das Bein wirkende Wasserdruck sinnvoll zum Tragen. Der kalte Waden- oder Beinwickel kann über den reinen Effekt der Venentonuserhöhung hinaus auch bei oberflächlichen Entzündungen der Venen lindernd eingesetzt werden.
Nur mit Sorge kann der mit Venenkrankheiten befaßte Arzt mit ansehen, was sich in manchen Thermal- oder auch Heilbädern — Gott sei's geklagt — abspielt. Ganze Busladungen von Menschen mit „rheumatischen" Beschwerden (wir wissen ja, was von dem Begriff zu halten ist) werden dort ohne Untersuchung ins heiße Wasser „geworfen". Wie häufig dabei Venenerkrankungen verstärkt oder gar provoziert werden, interessiert keinen. Auf derart undifferenzierte „Heilmaßnahmen" wird der Informierte gern zugunsten eines individuellen Behandlungsplanes nach Kneipp verzichten.

Phytotherapie

Schon von jeher sind der Volksmedizin einige pflanzliche Arzneimittel bekannt, die bei Venenerkrankungen wirksam sind. Besonders bekannt sind die Roßkastanie, der Mäusedorn und Arnika. In einer Zeit, da die Chemie alles und die Pflanzen nichts waren, wurde die Wirksamkeit der aus diesen Pflanzen gewonnenen Arzneimittel jahrzehntelang vehement bestritten. Es konnten jedoch in den letzten Jahren überzeugende Beweise für die hervorragende Wirksamkeit dieser heilpflanzlichen Medikamente vorgelegt werden.
Zum Verständnis ihrer Wirksamkeit müssen wir uns nochmal die Zweiteilung in *Symptom* und *Krankheit* vor Augen führen. Sichtbarstes Symptom eines Venenleidens sind die äußerlich erkennbaren Krampfadern, die Krankheitszeichen treten jedoch vorwiegend durch eine Überbelastung der Kapillaren, bei denen es zum Flüssigkeitsaustritt kommt, auf. Die Kapillaren sind „undicht".
Diese Unterscheidung ist wichtig, weil die genannten pflanzlichen Arzneimitteln in beiden Bereichen wirksam sind. Sie verstärken einerseits die Wirkung des sympathischen Nervensystems auf die Muskulatur der Venenwand, so daß der Venentonus steigt. Dadurch tritt bereits eine positive Entlastung der Kapillaren ein. Andererseits haben sie auch eine sogenannte kapillarabdichtende Wirkung, so daß der Flüssigkcitsaustritt verringert wird. Während Roßkastaniensamen und Mäusedornpräparate vorwiegend als Medikament eingenommen werden, steht für die Arnika nur die Anwendung in Form von Salben (z. B. Arnika-Kneipp-Salbe®, eingetragenes Warenzeichen, Fa. Kneipp-Werke, Würzburg) zur Verfügung. Aber auch für diese lokale Anwendung konnte ein vergleichbarer Effekt nachgewiesen werden, welcher die Wirkung einer gleichzeitig durchgeführten Kaltwasseranwendung noch erheblich verstärkt.

Bewegungstherapie

Auf die Bedeutung der Fuß-, Wadenmuskel- und Oberschenkelmuskelvenenpumpen wurde bereits hingewiesen. Sie wirken wie Hilfsherzen im Bereich des Venensystems und helfen den Blutstrom gegen die Erdanziehung herzwärts zu beschleunigen. Um normal funktionieren zu können, benötigen sie natürlich ein Widerlager, das aus der gemeinsamen Muskelfaszie (bindegewebige Umhüllung) der jeweiligen Muskelgruppe besteht. Wenn in Folge einer erheblichen Venenerweiterung durch Krampfaderbildung dieses Widerlager nicht mehr ausreicht, läßt die Wirkung der Muskelpumpe nach und es können je nach Lokalisation der versagenden Venenklappen sogar paradoxe Blutströme in die falsche Richtung oder auch — über die Verbindungsvenen — kreisförmige Blutströme hervorgerufen werden. Von der Behandlung derartiger komplizierter Zustände sprechen wir später.

Die einfachste bewegungstherapeutische Maßnahme besteht darin, daß man die Beine hochlegt und damit selbstverständlich den Blutrückstrom erleichtert. Ansonsten ist vor allem für die Fuß- und Wadenregion das Gehen die angemessene Bewegungstherapie. Nicht umsonst treten bei sitzender und stehender Lebensweise Krampfaderbeschwerden bevorzugt auf. Alle Übungen, die also beim Gehen oder bei einer entsprechend gestalteten Gymnastik die Muskulatur im Bereich des Fußes, der Wade und des Oberschenkels kräftigen, sind im Sinne einer Bewegungstherapie bei Venenleiden aufzufassen.

Sport ist also in jeder Hinsicht nützlich, insbesondere *Ausdauersportarten* wie Laufen, aber auch normales *Spazierengehen* und *Schwimmen.*

Beim Schwimmen, bei dem die Wassertemperatur allerdings 28° C nicht überschreiten sollte, kommt der Wasserdruck, der beim Eintauchen der Beine in das Wasser auf die Haut wirkt, hilfreich hinzu.

Wenn bei fortgeschrittenen Venenerkrankungen die Muskelpumpe soweit geschädigt ist, daß sie keine Beschleunigung des venösen Blutstromes beim Laufen mehr hervorruft, weil die Venenklappen nicht funktionieren oder das notwendige Widerlager erschlafft ist, kann zur Bewegungstherapie als die notwendige passive Komponente eine konsequente Kompressionsbehandlung hinzukommen. Die Kompressionsbehandlung wird in Form von elastischen Binden und nach Beseitigung der anfangs bestehenden Wassereinlagerungen mit gut angepaßten Kompressionsstrümpfen durchgeführt. Beinmassagen sind bei Venenleiden wegen der Thrombosegefahr verboten! Die Lymphdrainage dient ausschließlich zur Behandlung von Lymphstauungen.

Ausgesprochen schädlich können bei Venenerkrankungen die sog. statischen, die Kraftsportarten sein. Als Beispiel kann das Gewichtheben genannt werden, bei dem in Folge der enormen Muskelanspannungen und auch der Bauchpresse bei undichten Venenklappen ein extrem gesteigerter Druck in den Venen auftritt.

Wir können also hinsichtlich der Bewegungstherapie zusammenfassen, daß Stehen und Sitzen ungünstige Umstände darstellen, daß Laufen und Liegen mit erhöhten Beinen je-

doch den venösen Rückstrom fördern. Verstärkt wird dieser Effekt durch eine gleichzeitige Hydrotherapie in Form von regelmäßigen Kaltwasseranwendungen sowie durch die Phytotherapie.
Eine Bestätigung des bewegungstherapeutischen Konzepts findet sich in der Tatsache, daß Venenkomplikationen nach Entbindungen oder Operationen viel seltener auftreten, seit die sog. *Frühremobilisation* (möglichst frühes Aufstehen) durchgeführt wird.
Noch ein Wort zum Gehen. Das normale Gehen ist nur in normalen Schuhen möglich. Die Schuhe sollten flach, relativ weit, druckfrei und insgesamt sehr bequem sein. Trägt man allerdings aus modischen Gründen sehr hohe Absätze, wird die Beweglichkeit des oberen Sprunggelenkes so eingeschränkt, daß die Wadenmuskulatur beim Laufen kaum noch beansprucht wird. Ein hoher Stöckelschuh ist also zum Gehtraining nicht geeignet. Der hohe Absatz verhindert fast jede Bewegung in den Gelenken, die Wade ist wie eingegipst. Das „Abrollen" beim Gehen ist nicht mehr möglich, die Beugung im Kniegelenk reduziert. Trägt die modebewußte Dame dann noch einen engen Rock, kann sie nicht mehr laufen, sondern nur noch trippeln. Die Beine sind zu „Stelzen" degradiert. Keine Muskelpumpe hilft dem Venenblut mehr „auf die Sprünge". Abends sind die Füße schwer und lahm.

Ernährungstherapie

Es sind zahlreiche Untersuchungen zu der Frage angestellt worden, ob zwischen Venenerkrankungen und einer falschen Ernährung irgendein Zusammenhang bestehen könnte. Bislang haben sich dafür keine Anhaltspunkte ergeben. Wenn wir allerdings davon ausgehen, daß bei einem erheblichen Übergewicht die statische Belastung des Gesamtorganismus erhöht ist und auch die Atembewegungen, die einen zusätzlichen Sog auf das Venensystem ausüben, reduziert sind, verstehen wir, weshalb bei übergewichtigen Patienten im Rahmen von Operationen und anderen Erkrankungen, die eine strenge Bettlägrigkeit erzwingen, vermehrt Venenthrombosen und Lungenembolien auftreten. Aus Gründen der Vorbeugung wäre also in jedem Falle eine Gewichtsnormalisierung hinsichtlich der Venen ebenso empfehlenswert wie aus allgemeinmedizinischen Gründen.

Zusammenfassung

Für wasser-, pflanzen- und bewegungstherapeutische Behandlungsmaßnahmen liegen eine Fülle von wissenschaftlichen Untersuchungen vor, die einen positiven Einfluß auf eine primäre Varicosis und deren Folgezustände sowie auf die chronisch venöse Insuffizienz bei abgelaufenen Thrombosen nachweisen. Für eine Gewichtsnormalisierung übergewichtiger Personen sprechen neben den bekannten allgemeinmedizinischen Gründen auch bei Venenleiden eine Reihe theoretischer Überlegungen und praktischer Beobachtungen. Hervorzuheben ist insbesondere, daß am Beispiel der Kaltwasser- und pflanzenheilkundlichen Behandlung eine *ideal aufeinander eingespielte Kombinierbarkeit der Methoden* zu beobachten ist. Hinsichtlich der Wertigkeit der Bewegungstherapie kennt jeder die Probleme, die mit stundenlang beengtem Sitzen im Autobus oder im Flugzeug verbunden sind.

Unter Beachtung all dieser Beobachtungen und Befunde kommt man zwanglos zu einem Konzept, das sowohl vorbeugend als auch behandelnd fast alle Komponenten der komplexen Physiotherapie nach Kneipp enthält. Dieses Konzept, das nicht nur dem Venenkranken, sondern dem auch (noch Gesunden?) zur ständigen Beachtung empfohlen werden kann, kennt nahezu keine Gegenanzeigen. Man kann es ohne weiteres selbst durchführen. Den Arzt befragen sollte man allerdings, wenn gehäuft Blasenentzündungen auftreten oder Gelenkerkrankungen im Bereich der Sprunggelenke und der Knie bestehen.

Zusammenfassend läßt sich das **Behandlungskonzept** wie folgt kurz beschreiben.

1. *Gewichtsnormalisierung,*
2. regelmäßige *Kaltwasseranwendungen* im Bereich beider Beine, *Wassertreten,* bei oberflächlichen Entzündungen *Lehm- oder Quarkwickel, Arnica-Kneipp-Salbe,*
3. *Vermeidung jeglicher lokaler Überwärmung* durch heiße Vollbäder, Thermalbäder, Sonnenbaden, Sauna etc. Temperaturen von 28 Grad Celsius und darüber sind dringend zu vermeiden.
4. *Vermeiden stundenlangen Sitzens und Stehens,* oftmaliges *Hochlagern der Beine,* regelmäßige Betätigung der Muskelpumpe durch *Laufen* oder *Zehenstände* und *Kniebeugen, Venengymnastik,*
5. *regelmäßiges Betreiben sinnvoller Sportarten,* z. B. insbesondere von Ausdauersportarten wie Laufen, Radfahren und Schwimmen. *Vermeidung ausgesprochener statischer Sportarten sowie aller Kraftsportarten,* z. B. Gewichtheben. Vorsicht bei für die Beine verletzungsanfälligen Sportarten wir Fußball, Tennis oder Squash,
6. bei bereits bestehender Schwellungsneigung *Einnahme entsprechender filtrationshemmender pflanzlicher Medikamente* sowie ggf. auch eine konsequente *Kompressionsbehandlung,*
7. für Frauen: *Vermeidung von Ovulationshemmern* bei bereits bestehenden Venenveränderungen.

Wenn diese in ihrer Einfachheit geradezu genialen Maßnahmen, wie sie dem Therapiekonzept von Sebastian Kneipp entsprechen, nicht nur von Venenkranken, sondern auch von Gesunden mit einer entsprechenden familiären Belastung und beruflichen Exposition (stehende, sitzende Tätigkeit) sowie von Frauen während der Schwangerschaft beherzigt würden, könnten schwerwiegende venöse Erkrankungen sicherlich sehr viel seltener sein.

Die Praxis in Kur und zu Hause

Wir haben gesehen: Keineswegs alle, aber sehr viele Erkrankungen der Arterien und der Venen eignen sich für die komplexe Physiotherapie nach Kneipp. Besonders bemerkenswert ist, daß zwischen den Schulmedizinern und den naturheilkundlich orientierten Ärzten bei diesen Erkrankungen keinerlei Widerspruch besteht. Bemerkenswert ist allerdings auch, daß die Schulmedizin, die die Physiotherapie nach Kneipp so lange nicht zur Kenntnis nahm, sich zahlreiche Dinge, die eigentlich seit mehr als 100 Jahren bekannt waren, mühsam wieder erarbeiten mußte. Im Einzelfall lohnt jedoch der Streit, ob das Ei oder die Henne zuerst da waren, bekanntlich nicht. Wir können die Genialität Sebastian Kneipps, mit der er einfühlsam und aufgrund von Beobachtung sein Behandlungskonzept entwickelte, nur bewundern. Die alte Weisheit: Wer Ohren hat zu hören, der höre, und wer Augen hat zu sehen, der sehe, bedeutet für uns, daß wir die Kneipptherapie nicht als spielerische „Wasserpanscherei" abtun können oder gar als „gemeingefährliche Roßkur".

Würden die Gedanken Sebastian Kneipps von allen nicht nur als Behandlungskonzept, sondern auch als vorbeugendes Konzept beachtet, könnten viele in höherer Lebensqualität ein höheres Alter erreichen.

Der eingangs ausgesprochene, auf biologischen Fakten beruhende Gedanke, daß es im Leben einmal steil bergauf geht (nämlich bis zum Erwachsensein) und dann in Form des Alterns stetig bergab, hat seine Richtigkeit. Wie schnell es aber bergab geht, mit wieviel Erkrankungen und Beschwerden man seinem Alter entgegensieht, mit welchem Grad seiner geistigen und körperlichen Fitness man alt wird, das hängt im wesentlichen von der eigenen Lebensführung ab. Dies und nichts anderes zeigt uns die Gesundheitslehre nach Sebastian Kneipp.

Der Weg des Lebens: Es geht einmal bergauf, und dann für immer bergab. Aber wie schnell?

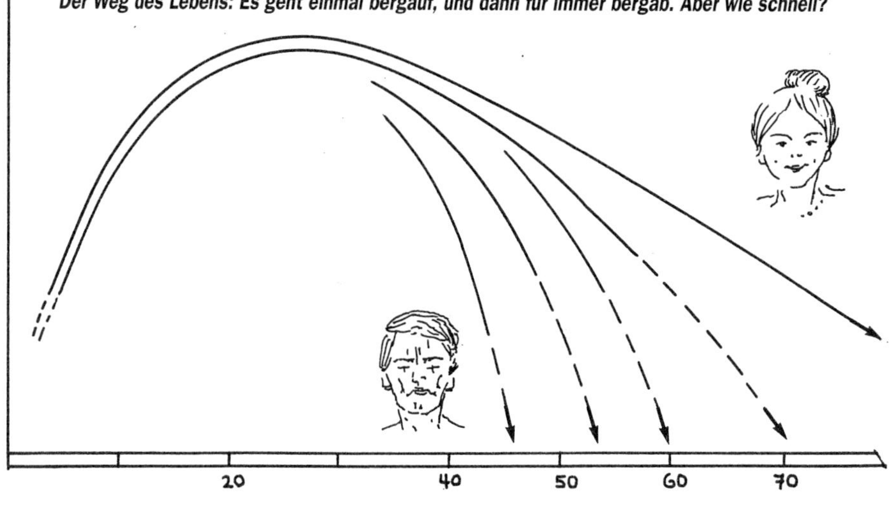

An den Tod zu denken ist nicht fatalistisch, sondern realistisch. Deshalb nichts gegen drohende Erkrankungen tun zu wollen ist nicht realistisch, sondern fatal(istisch)!

Apropos die Familie Bein (vgl S. 24). Jeder kann jetzt sicher die Beschwerden der Familienmitglieder einordnen:

1. *Der Sohn:* funktionelle, kälteabhängige Durchblutungsstörungen der Arterien.

2. *Die Tochter:* funktionelle Durchblutungsstörungen der Venen (sog. Erythrozyanosis puellarum).

3. *Die Mutter:* chronisch venöse Insuffizienz des linken Beines.

4. *Der Vater:* „Versacken“ des Blutes in tiefen Krampfadern mit Blutdruckabfall.

5. *Der Großvater:* arterielle Durchblutungsstörungen der Beine, Stadium II.

KURGEMÄSSE KNEIPP-THERAPIE

In diesem und dem abschließenden Kapitel wollen wir uns der Praxis zuwenden: Wie werden Durchblutungsstörungen im Rahmen der Kneipptherapie behandelt? In allen Fällen, in denen die Störungen einer intensiveren Behandlung bedürfen, als dies durch gelegentliche Arztbesuche und Maßnahmen zu Hause möglich ist, kommt die Kneippkur in Betracht. Je früher mit ihr begonnen wird, desto größer sind natürlich auch die Chancen auf Heilung, Besserung oder dauerhafte Linderung. Das heißt, daß eine Kneippkur gegen Durchblutungsstörungen gar nicht früh genug versucht werden kann, im Sinne einer echten Vorbeugung hat sie gerade auf das Herz-Kreislauf-System einen äußerst günstigen Einfluß. Also: Nicht erst an Kur denken, wenn schon massive Beschwerden oder irreparable Beeinträchtigungen festgestellt worden sind!

Eine Kneippkur dauert drei, besser aber vier Wochen. Sie sollte vom behandelnden Arzt empfohlen (oder auch verschrieben) sein, der Arzt kann auch Empfehlungen über geeignete Heilbäder und Kurorte geben. Man sollte immer darauf achten, daß nur ein staatlich anerkannter Ort mit echten Kneippkurbetrieben in Frage kommt. „Echt" heißt, daß alle Kneippschen Anwendungen im Haus selbst verabreicht werden; diese individuelle und patientennahe Form der Behandlung ist typisch für die Kneippkur und macht sie besonders wertvoll. Geeignete Kneipp-Kurbetriebe sind:

- *Kneipp-Kurkliniken* und *Kneipp-Sanatorien* (Arzt ständig im Haus)
- *Kneipp-Kurhotels, Kneipp-Kurpensionen, Kneipp-Kurheime* (freie Arztwahl).

Alle diese Betriebe verfügen über eine Kneipptherapie-Abteilung und geschultes Personal. Die Kur selbst wird im Kneippheilbad oder -kurort stets vom Kneipparzt (Arzt für Naturheilverfahren) verordnet und überwacht, die Bademeister dürfen ohne kurärztliche Verordnung keine Anwendungen verabreichen!

Die Kneippkur fordert den aktiven Patienten: Die Kur ist ein fein dosiertes Reiz-Reaktions-Trainingsprogramm für unsere Gefäße. Lassen Sie deshalb die Kur ruhig und geduldig angehen und meinen Sie nicht, daß Sie gleich alle möglichen Anwendungen auf einmal oder schnell hintereinander bekommen müssen: Ihr Organismus braucht Zeit, die Reize richtig beantworten zu können!

Und wie sieht nun solch ein Kneipp-Kurplan aus?

Hier ist ein typischer Wochenkurplan für folgende Indikationen zusammengestellt:

Beispiel: Arterielle Durchblutungsstörungen (Stadium I—IIa) am rechten Bein

1. Woche

Hydrotherapie	frühmorgens/im Bett	vormittags	nachmittags
Montag	Oberkörperwaschung	ansteigendes Fußbad links 10 min.	Wechselarmbad Fichtennadel
Dienstag	Trockenbürsten (ohne Beine)	Wechselarmguß	Wechselfußbad Heublumen links
Mittwoch	Oberkörperwaschung	ansteigendes Fußbad links 10 min.	—
Donnerstag	Trockenbürsten (ohne Beine)	Wechselarmguß u. Wechselbrustguß	Wechselfußbad Heublumen links
Freitag	Oberkörperwaschung	ansteigendes Armbad 10 min.	Wechselarmbad Heublumen
Samstag	Trockenbürsten	3/4-Vollbad Rosmarin	—

Jeweils anschließend nach Ruhepause 10 bis 20 Minuten lang gymnastische Übungen, ebenso am Abend vor dem Einschlafen.

Bewegungstherapie:
Zweimal täglich 1 Stunde Spaziergang als Gehtraining
Schwimmen: Nur im Abstand von mindestens 2 Stunden zu den Anwendungen; Vorsicht bei Wadenkrampfneigung!
2 bis 3mal pro Woche Gymnastik in der „Beingruppe“
2mal pro Woche 30 Minuten Krankengymnastik „Gehtraining“

Je nach Reaktionslage des Patienten steigern sich die Reize, so daß dann die *4. Kurwoche* so aussieht:

Hydrotherapie	frühmorgens/im Bett	vormittags	nachmittags
Montag	Oberkörperwaschung	anst. Fußbad links 15 min.	Wechselarmbad Fichtennadel
Dienstag	Unterkörperwaschung	Vollbad Rosmarin	—
Mittwoch	Trockenbürsten	Wechseloberguß	Wechselarmbad Fichtennadel
Donnerstag	Oberkörperwaschung	Vollbad Rosmarin	—
Freitag	Unterkörperwaschung	anst. Fußbad links 15 min.	Wechselarmbad Fichtennadel
Samstag	—	heißer Rückenblitzguß	—

Bewegungstherapie:
Morgens und nachmittags jeweils 1 Stunde Spaziergang als Gehtraining
Schwimmen: Nur im Abstand von mindestens 2 Stunden zu den Anwendungen; Vorsicht bei Wadenkrampfneigung!
2—3mal pro Woche Gymnastik in der „Beingruppe“

Gehtraining mit Krankengymnastik: Gehstreckenkontrolle

Dazu kommen ergänzende ärztliche Empfehlungen oder Verordnungen für Ernährungstherapie (z. B. Reduktionskost bei Übergewicht) und zur Einhaltung eines angemessenen Tagesablaufs (Rhythmus von Entspannung und Anspannung, Wachsein und Schlaf). Und nun zum Kurplan für einen leichteren Fall:

Beispiel: Arterielle Durchblutungsstörungen funktioneller Art

1. Kurwoche

Hydrotherapie	frühmorgens	vormittags	nachmittags
Montag	Trockenbürsten	Wechselarmbad Fichtennadel	—
Dienstag	Oberkörperwaschung	Wechselarmguß u. Wechselbrustguß	Wechselfußbad
Mittwoch	Trockenbürsten	Wechselarmbad Fichtennadel	—
Donnerstag	Ganzwaschung	Wechseloberguß	Wechselfußbad
Freitag	Trockenbürsten	Wechselarmbad Fichtennadel	—
Samstag	—	ansteigendes Armbad	—

Bewegungstherapie:
Täglich 2mal 1 Stunde Spaziergang
Schwimmen
Morgengymnastik täglich 30 Minuten
Autogenes Training 3mal 45 Minuten pro Woche
Sauna erlaubt

4. Kurwoche

Hydrotherapie	frühmorgens	vormittags	nachmittags
Montag	Ganzwaschung	Wechselarmbad Fichtennadel	Wechselvollguß
Dienstag	Trockenbürsten	Wechselblitzguß Rücken	—
Mittwoch	Ganzwaschung	Wechselarmbad Fichtennadel	Wechselvollguß
Donnerstag	Trockenbürsten	Wechselblitzguß Rücken	—
Freitag	Ganzwaschung	Wechselarmbad Fichtennadel	Wechselvollguß
Samstag	—	Vollbad Rosmarin	—

Bewegungstherapie:
Autogenes Training, Sauna wie 1. Woche

Wenden wir uns einer anderen Heilanzeige zu, den Venenerkrankungen. Hier sieht der Kurplan in der vielseitigen Kneipptherapie völlig anders aus:

Beispiel: Wochenkurplan eines Venenpatienten

	frühmorgens/im Bett	vormittags	nachmittags	abends
Montag	Lehm-Wadenwickel	—	—	Wassertreten
Dienstag	—	Knieguß	—	Wassertreten
Mittwoch	Quark-Wadenwickel	—	—	Wassertreten
Donnerstag	—	Knieguß	—	Wassertreten
Freitag	Lehm-Wadenwickel	—	—	Wassertreten
Samstag	—	Schenkelguß	—	Wassertreten

Achtung: Hier erscheinen noch 10 bis 12 Anwendungsmöglichkeiten in der Woche frei, weil der Venenbefund meist ein Nebenbefund ist und andere Indikationen ebenfalls der Therapie bedürfen.

Bewegungstherapie:
2mal täglich 1 Stunde marschieren, 2mal wöchentlich schwimmen 20 bis 30 Minuten, Wasser nicht wärmer als 28° C. In der Mittagsruhepause Beine hochlegen. 2mal pro Woche 45 Minuten Venengymnastik in der Gruppe. Sauna, Dampfbad und Bewegungsbad verboten!

Wenn Sie nun zur Überzeugung gekommen sind, daß Sie entweder zur Vorbeugung oder zur intensiven Therapie eine Kneippkur planen sollten, dann empfiehlt sich folgendes Vorgehen:

1. Beratung mit Ihrem behandelnden Arzt (Hausarzt, Facharzt, ggf. auch Krankenhausarzt).
2. Beratung mit Ihrer Krankenkasse, v. a. hinsichtlich der Kurart:
— *ambulante Kur:* Hier werden der Kurarzt voll, die Kurmittel zu 90 Prozent ersetzt, außerdem werden 15,— DM Tagegeld gezahlt, so daß etwa 50 Prozent der Gesamtkosten der Kur auf Sie entfallen;
— *stationäre Kur:* Hier trägt die Krankenkasse die gesamten Kurkosten abzüglich Ihres Selbstbehaltes von 10,— DM pro Kurtag .
3. Auswahl des Kneippkurortes und Kneippkurbetriebes (siehe „Adressen, die weiterhelfen“).

Haben Sie Ihren Kuraufenthalt dann begonnen, werden Sie sehr schnell einen weiteren großen Vorzug der Kneipptherapie erkennen: Es ist quasi eine Kur zum „Mit-nach-Hause-Nehmen“: Eine ganze Reihe von Anwendungen können Sie nämlich ohne großen Aufwand zu Hause weiter nützen, um so den Kurerfolg zu verlängern und sich dauerhaft fit zu halten. Wie das gemacht wird, soll im abschließenden Kapitel beschrieben werden.

KNEIPPANWENDUNGEN ZU HAUSE

Sie haben aus dem bisher Gelesenen sicher die Einstellung mitgewonnen, daß Kneipp-Therapie nicht nur eine feine Sache ist, sondern daß auch kleine, harmlos erscheinende Anwendungen starke Wirkung zeigen können. Daher sei vorab eindringlich empfohlen, Selbsttherapie nicht ohne ärztliche Abstimmung zu beginnen. Beraten Sie sich in jedem Fall mit Ihrem Arzt, wenn möglich mit einem Facharzt (Internist, ggf. Angiologe).

Ideal ist es natürlich, wann Sie die Erfahrungen einer Kneippkur mitbringen: Sie wissen nicht nur schon recht gut, wie's gemacht wird, sondern Sie haben auch festgestellt, auf welche Anwendungen Sie besonders gut reagieren und wobei Sie sich am ehesten wohlfühlen.

Ansonsten bedarf es nur noch geringer Investitionen, um Ihr häusliches Badezimmer in eine kleine Kneippstation zu verwandeln:

Was Sie ohnehin schon vorrätig haben:
große Badehandtücher, Badehaube, Badematte (als Unterlage für die Füße), Einlage für Duschkabine oder Badewanne gegen Rutschgefahr, Plastikwannen oder große Eimer, Wasserthermometer.

Was Sie jetzt noch brauchen:

— Einen Schlauch für die Güsse: 3/4 Zoll weit und etwa 150 cm lang, mit einer Weiche an den Wasserhahn angeschlossen. Ersatzweise kann auch ein Gießrohr dienlich sein, das sich anstelle des Brausekopfes aufstecken läßt. Die Brause ist für Güsse ungeeignet!
— Eine Naturfaserbürste mit Stiel fürs Trockenbürsten.
— 2 Fußbadewannen oder große Eimer: Die Füße müssen entspannt und nicht eingezwängt am Boden aufliegen können.
— Wickeltücher für Wadenwickel (2mal Leinen, 2mal Baumwolle, 2mal Wolle, je ca. 30mal 70 cm, in Apotheken als Kneipp-Wadenwickelset erhältlich).
— Badezusätze (Extrakte oder Badeöle: auf Wirkstoffgehalt achten!).

Und schon kann's losgehen — nein, *einige eiserne Grundsätze für das Kneippen* sollten Sie noch beherzigen:

- Niemals kalte Anwendung auf ein kaltes Körperteil, auch nicht, wenn Sie frieren oder frösteln!
- Immer vor und nach der Anwendung für kräftige Erwärmung sorgen, sei es durch Bettwärme oder Bewegung.
- Sie sollten sich nach der Anwendung immer wohlfühlen.
- Keine Anwendung unmittelbar vor oder nach dem Schwimmen, auch zu Mahlzeiten einen Abstand von 1/2 bis 1 Stunde halten.

- Die Anwendungsreize nicht übertreiben: Kleine Reize muntern auf, mittlere Reize trainieren und kräftigen, zu große Reize schaden!
- Bei Unwohlsein oder unerwarteten Reaktionen immer den Arzt zu Rate ziehen!

Nachfolgend sind beispielhaft häusliche Übungsprogramme für folgende Zustände zusammengestellt: Arterielle Durchblutungsstörungen (Stadien I, II a und II b), funktionelle Durchblutungsstörungen sowie Venenerkrankungen.

1. Arterielle Durchblutungsstörungen (I bis II a)

— täglich frühmorgens Trockenbürsten, anschließend im Bett 20 Minuten gymnastische Übungen (z. B. nach Ratschow),
— Montag vormittags: ansteigendes Armbad 15 Minuten,

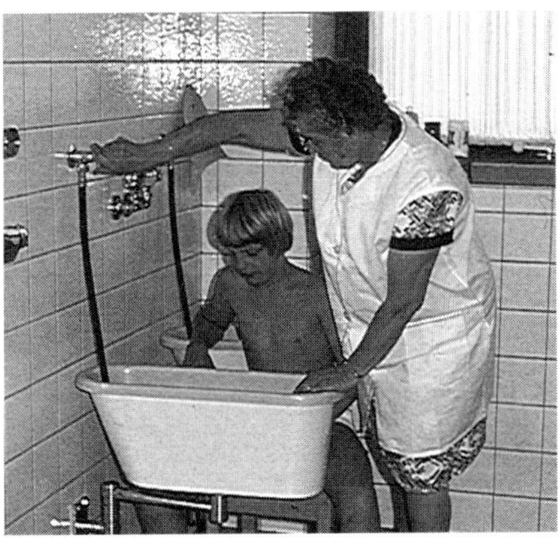

Ansteigendes Armbad

— Mittwoch vormittags: ansteigendes Armbad 15 Minuten,
— Freitag vormittags: ansteigendes Armbad 15 Minuten,
— täglich abends gymnastische Übungen 20 Minuten im Bett (z. B. Ratschow),
— täglich 2mal 1 Stunde leichtes Gehtraining,
— Schwimmen erlaubt, aber nicht in zu kaltem Wasser!

2. Arterielle Durchblutungsstörungen (II b)

Sie sind durch schmerzhafte Anfälle gekennzeichnet. In diesen Situationen sind nur temperaturansteigende, lokal begrenzte Anwendungen sinnvoll. Beispiel: Bei einem Raynaud-Anfall in den Fingern ansteigendes Armbad 10 bis 20 Minuten mit Greifübungen der Hände. Nach dem Anfall kann, wie oben unter 1. dargestellt, weitergeübt werden.

3. Funktionelle Durchblutungsstörungen

— täglich frühmorgens Trockenbürsten,
— Montag und Freitag vormittags Wechselarmbad,
— Dienstag nachmittags Wechselhalbbad,
— Mittwoch morgens Wechselhalbbad,
— Donnerstag und Samstag nachmittags Wechselarmbad,
— möglichst täglich, zumindest aber regelmäßig Intervalltraining,
— täglich 10 bis 20 Minuten selbständiges Autogenes Training,
— Sauna erlaubt.

4. Venöse Beschwerden, Venenerkrankungen

— täglich frühmorgens Knieguß, kann abwechslungshalber auch

Schenkelguß oder Wassertreten sein,
— täglich abends Knieguß (Schenkelguß, Wassertreten),
— im Sommer zusätzlich mittags die gleiche Anwendung,
— täglich 2mal kräftigen Spaziergang oder sportliche Tätigkeit (Laufen, Radeln, Golf, Schwimmen — nicht in Wasser von mehr als 28° C!),
— heiße Bäder und Vollbäder verboten!
— selbständig täglich Venengymnastik.

ANHANG

PRAKTISCHE ANLEITUNGEN FÜR HÄUSLICHE KNEIPPANWENDUNGEN

1. TROCKENBÜRSTEN

Wie bei allen Anwendungen beginnt man fern vom Herzen bzw. der Körpermitte, und zwar rechts:

— rechter Fußrücken mit Fußsohle(!),
— rechter Unterschenkel kreisförmig,
— rechter Oberschenkel, erst außen, dann innen,
— linker Fuß und linkes Bein in gleicher Weise,
— Gesäß,
— rechter Handrücken, Arm außen, dann innen,
— linke Hand und linker Arm,
— Brust von außen zum Brustbein hin,
— Bauch im Uhrzeigersinn kreisförmig,
— Nacken und Schultern,
— Rücken oben, dann unten,
— Gesicht (weiche Bürste!).

Man benötigt dazu eine Naturfaserbürste mit Halteschlaufe und/oder Handgriff. Die Dauer der Anwendung beträgt bis zu 5 Minuten, eine leichte Rötung der Haut ist der erwünschte Effekt.

2. WASSERTRETEN

Die Badewanne bis Höhe der Knie-Unterkante mit kaltem Wasser füllen. Im „Storchenschritt“ im Wasser bewegen, also jeweils ein Bein aus dem Wasser völlig herausheben (das geht notfalls auch im Sitzen). Die Dauer richtet sich nach dem persönlichen Empfinden und der Temperatur des Wassers, üblicherweise 30 Sekunden bis eine Minute, bis ein Kälteschmerz auftritt. Danach Wasser abstreifen, warm anziehen, warmlau-

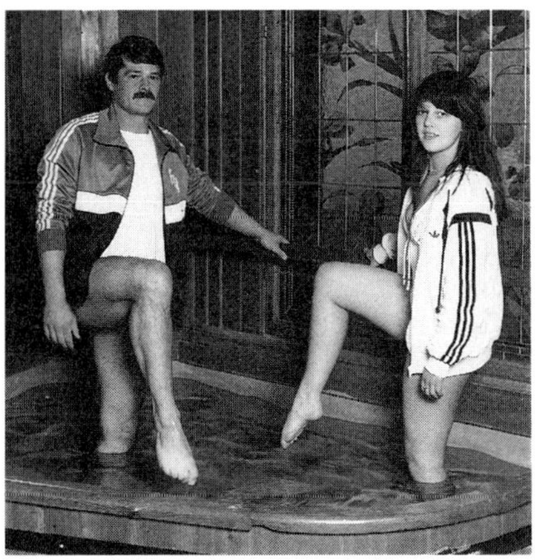

Wassertreten

fen oder am Abend ins Bett: Das hilft auch, leichter einzuschlafen.
Hinweis: Bei allen Wasseranwendungen spielt natürlich die Temperatur die entscheidende Rolle. Je größer der Unterschied zwischen Hauttemperatur und Wassertemperatur ist, desto größer auch der Reiz. „Lauwarme" Körperaußentemperatur im Bereich von 32—35° C bewirkt keinen Reiz!

Kalte Anwendungen: Wasser von 0—18° C
Temperierte Anwendungen: Wasser von 18—22° C
Warme Anwendungen: Wasser von 36—38° C
Heiße Anwendungen: Wasser von ab 38° C

3. GÜSSE

Ein Kneippscher Guß ist immer ein „Flachguß", das heißt das Wasser fließt im flachen Winkel auf die Haut und bildet dort einen Wassermantel. Der dazu notwendige Wasserdruck wird wie folgt eingestellt: Den 3/4-Zoll-Schlauch oder das Gießrohr so halten, daß das Wasser senkrecht genau eine Handbreit hochsteigt. Dies ist der optimale Gießdruck für die Flachgüsse.

a. Knieguß (kalt):
Man beginnt rechts außen am Fußrücken, fährt mit dem Guß hoch bis etwa 10 cm über das Knie, wo man einige Sekunden verweilt, und fährt dann auf der Innenseite des Beines abwärts. Danach wird das linke Bein genauso behandelt, abschließend werden beide Fußsohlen abgegossen.

Tip: Am besten stellt man sich bei der Anwendung auf einen Lattenrost, so daß die Füße während der ca. 1 bis 2 Minuten des Gusses nicht im abfließenden Wasser stehen.

b. Wechselknieguß (warm—kalt—warm—kalt):
Man beginnt immer mit dem Warmguß (ca. 38° C), bis die Füße und Knie schön warm sind, dann der Kaltguß, abschließend Fußsohlen kalt begießen.

c. Schenkelguß (kalt/wechselnd):
Man beginnt am rechten Bein vom Fußrücken außen hoch bis zur Leiste, verweilt dort einige Sekunden und fährt am Bein innen wieder abwärts. Dasselbe geschieht mit dem linken Bein. Abschließend sind wieder die Fußsohlen dran.
Für den Wechselschenkelguß gelten die Vorschriften wie beim Wechselknieguß sinngemäß.

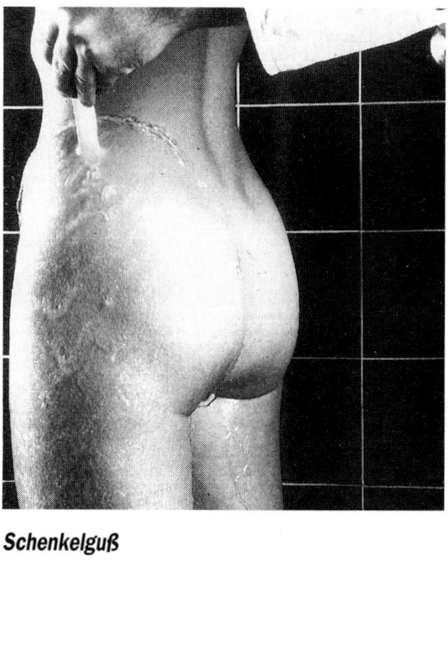

Schenkelguß

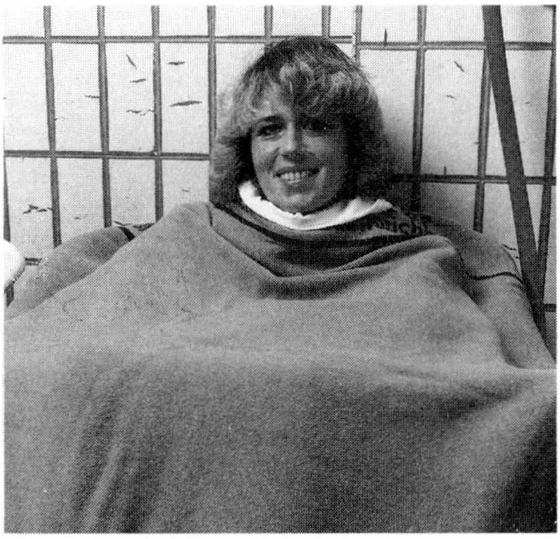

Sitzbad

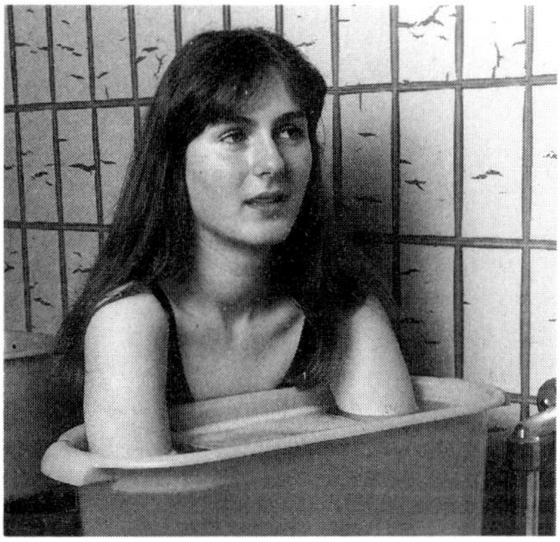

Armbad

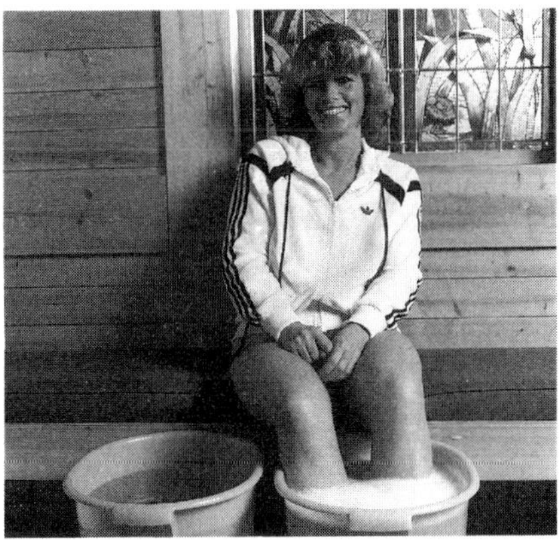

Wechselfußbad

4. BÄDER

Man unterscheidet Armbäder (bis Mitte Oberarm im Wasser), Fußbäder (bis Oberkante Wade im Wasser), Sitzbäder (nur Gesäß im Wasser), Halbbäder (Beine und Rumpf bis Bauchnabel im Wasser), 3/4-Bäder (Beine und Rumpf bis Brust im Wasser) und Vollbad (Körper bis zum Hals im Wasser).

a. Armbad (kalt):
Entsprechend breites Gefäß (auch Waschbecken) oder Armbadewanne mit kaltem Wasser füllen, die Arme bis Mitte des Oberarmes eintauchen und verweilen, bis Kälteschmerz eintritt (meist nach ca. 30 Sekunden). Anschließend Wasser nur abstreifen, nicht abtrocknen! Arme warmpendeln.

b. Armbad (wechselnd):
Hierzu benötigt man zwei Gefäße (Waschbecken) oder Armbadewannen, von denen eine kaltes und die andere 38° C warmes Wasser enthalten. Man beginnt mit dem Warmbad (ca. 5 Minuten) und geht dann zum Kaltbad (ca. 10 Sekunden). Das wird nochmals wiederholt.

c. Temperaturansteigendes Armbad:
Das Gefäß wird zunächst mit hautwarmem Wasser (ca. 33° C) gefüllt. Durch Zulauf von wenig heißem Wasser (Vorsicht, nicht verbrühen!) wird die Temperatur im Verlauf von 15 bis 20 Minuten auf 39° C gesteigert.

d. Fußbad (kalt):
Hierzu eignen sich die Badewanne oder ein großer Eimer (der Boden-

durchmesser muß mindestens 40 cm betragen), am besten schafft man sich aber zwei fußgerecht geformte Fußbadewannen (Nirosta-Stahl oder Plastik) an.
Die Fußwanne wird mit Wasser so gefüllt, daß beide Füße und Unterschenkel bis knapp unter das Knie im Wasser sind. Das kalte Fußbad dauert 15 Sekunden bis 1 Minute. Danach Wasser nur abstreifen und Füße durch Gehen, Laufen oder Bettruhe erwärmen.

e. Fußbad wechselnd:
Hier verfährt man sinngemäß wie beim Wechselarmbad.

f. Fußbad ansteigend:
Auch hier gilt sinngemäß das Verfahren des ansteigenden Armbades.

Sowohl bei Arm- als auch bei Fußbädern können je nach ärztlicher Empfehlung Badezusätze die Wirkung durch ätherische Öle noch steigern.

ADRESSEN, DIE WEITERHELFEN

Internationale Konföderation der Kneipp-Bewegung (IKK)
Adolf-Scholz-Allee 6—8
D-8939 Bad Wörishofen
Telefon 0 82 47/30 0 20

Kneipp-Bund e.V., Bundesverband für Gesundheitsförderung, Kneipp-Zentrum
Adolf Scholz-Allee 6—8
D-8939 Bad Wörishofen
Telefon 0 82 47/30 0 20

Kneippärztebund, Ärztliche Gesellschaft für Physiotherapie e.V.
Adolf-Baumgarten-Straße 4
D-8939 Bad Wörishofen
Telefon 0 82 47/70 01

Kneipp-Schule, Fachschulen für Physiotherapie
Bruckner Straße 1
D-8939 Bad Wörishofen
Telefon 0 82 47/70 35
(staatlich anerkannte Fachschule für Kneipp-Bademeister, medizinische Bademeister, Masseure und Krankengymnasten)

Sebastian-Kneipp-Akademie für Gesundheitsbildung
Adolf-Scholz-Allee 6—8
D-8939 Bad Wörishofen
Telefon 0 82 47/30 0 20
(Ärztliche Akademie für Naturheilverfahren, Fernkurs „Gesundheitspädagogik", Ausbildung von Übungsleitern)

Verbund Deutscher Kneippheilbäder und Kneippkurorte
Postfach 1260
D-6277 Bad Camberg
Telefon 0 64 34/60 01

Österreichischer Kneipp-Bund
Turmgasse 3d
A-8707 Leoben

Österreichischer Kneippärztebund
Auzeile 22a
A-2620 Neunkirchen

Kneipp-Werke Würzburg
Steinbachtal
D-8700 Würzburg

Kneipp-Werke Bad Wörishofen
Leonhard-Oberhäußer-Straße 3
D-8939 Bad Wörishofen
Telefon 0 82 47/10 09

Sebastian-Kneipp-Institut, Bad Wörishofener Forschungsanstalt e.V.
Am Tannenbaum 2
D-8939 Bad Wörishofen
Telefon 0 82 47/35 70

Sebastian-Kneipp-Zentralinstitut
Kathreinerstraße 9a
D-8939 Bad Wörishofen
Telefon 0 82 47/63 03

Städtische Kurdirektion
Postfach 1443
Rathaus, Bgm.-Ledermann-Straße 1
D-8939 Bad Wörishofen
Telefon 0 82 47/35 02 50 oder 35 02 52
Telefax 0 82 47/35 02 53

LITERATURHINWEISE

Sebastian Kneipp: Meine Wasserkur. Kneipp-Verlag, Bad Wörishofen 1990.

Sebastian Kneipp: So sollt Ihr leben. Kneipp-Verlag, Bad Wörishofen 1990.

Prof. Dr. med. Hans-Dieter Hentschel (Hrsg.): Naturheilverfahren in der ärztlichen Praxis. Deutscher Ärzteverlag, Köln 1991.

Dr. med. Wolfgang Brüggemann (Hrsg.): Lehrbuch Kneipptherapie. Springer Verlag, Berlin 1986.

Dr. med. Robert M. Bachmann: Naturheilverfahren für die ärztliche Praxis. perimed Verlag, Erlangen 1990.

Dr. med. Ulf Böhmig: Durchblutungsstörungen. Verlag Orac, Wien 1990.

STICHWORTREGISTER

SO HILFT
KNEIPP
BEI

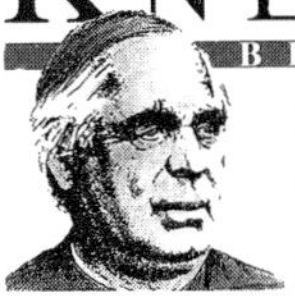

Dies ist die Bad-Wörishofener Original-Buchreihe zur Kneipp-Therapie, dem Klassiker der Naturheilverfahren. Herausgegeben wird sie von Lothar Burghardt, dem Kurdirektor des Original-Kneippkurortes Bad Wörishofen, und von Hans Hermann von Wimpffen, dem Leiter der Hauptabteilung „Gesundheit" des Bayerischen Fernsehens (Drittes Programm). Jeder Band wurde von einem ersten Fachmann auf seinem medizinischen Gebiet geschrieben und bietet folgende Informationen, abgestimmt auf das jeweilige Gesundheitsproblem:

- Darstellung der Ursachen des Krankheitsgeschehens;
- Gegenüberstellung der sogenannten „Schulmedizin" und der Kneippschen Naturheilmethoden;
- Anschauliche und leicht nachvollziehbare Beschreibung der kurgemäßen Anwendungen;
- Hilfe zur Selbsthilfe:
  Anwendung der Kneippschen Methoden zu Hause.

Bisher sind in dieser Reihe erschienen:

Dr. med. Franz Eduard Brock
So hilft Kneipp bei Bluthochdruck

Dr. med. Franz Eduard Brock
So hilft Kneipp bei niedrigem Blutdruck

Dr. med. Franz Eduard Brock
So hilft Kneipp bei Gefäßerkrankungen

Prof. Dr. med. Hans Jürgen Reimann
So hilft Kneipp bei Nahrungsmittelallergien

Prof. Dr. med. Hans Jürgen Reimann / Dr. med. Franz Eduard Brock
So hilft Kneipp bei Streß

Prof. Dr. med. Hans Jürgen Reimann
So hilft Kneipp bei Immunschwäche

Verlag Orac
Unverwechselbare Sachbücher kompetenter Autoren

Jeder Band 120 Seiten
ca. 25 sw-Illustrationen
Format 15,5 x 22 cm
Glanzfolienkaschierter Pappband